THE SLEEP SOLUTION

睡眠进化

[美]W.克里斯·温特◎著　（W. Chris Winter，MD）　迟文成　高硕◎译

WHY YOUR SLEEP IS BROKEN AND HOW TO F

中国科学技术出版社
·北　京·

本书中文简体字版通过 **Grand China Publishing House（中资出版社）**授权中国科学技术出版社在中国大陆地区出版并独家发行。未经出版者书面许可，不得以任何方式抄袭、节录或翻印本书的任何部分。

北京市版权局著作权合同登记　图字：01-2023-5344。

图书在版编目（ＣＩＰ）数据

睡眠进化 / （美）W. 克里斯·温特
(W. Chris Winter,MD) 著；迟文成，高硕译 . -- 北京：
中国科学技术出版社 , 2024.5
　　书名原文：The Sleep Solution
　　ISBN 978-7-5236-0440-3

　　Ⅰ . ①睡… Ⅱ . ① W… ②迟… ③高… Ⅲ . ①睡眠障碍－防治 Ⅳ . ① R749.7

中国国家版本馆 CIP 数据核字 (2024) 第 039563 号

执行策划	黄　河　桂　林	
责任编辑	申永刚	
策划编辑	申永刚　陆存月	
特约编辑	郎　平	
版式设计	吴　颖	
封面设计	东合社·安宁	
责任印制	李晓霖	

出　　版	中国科学技术出版社
发　　行	中国科学技术出版社有限公司发行部
地　　址	北京市海淀区中关村南大街 16 号
邮　　编	100081
发行电话	010-62173865
传　　真	010-62173081
网　　址	http://www.cspbooks.com.cn

开　　本	787mm×1092mm　1/32
字　　数	190 千字
印　　张	9
版　　次	2024 年 5 月第 1 版
印　　次	2024 年 5 月第 1 次印刷
印　　刷	深圳市精彩印联合印务有限公司
书　　号	ISBN 978-7-5236-0440-3/R·3168
定　　价	69.80 元

（凡购买本社图书，如有缺页、倒页、脱页者，本社发行部负责调换）

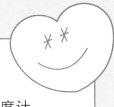

睡眠是健康的晴雨表、情绪的温度计。

最前沿的睡眠研究、

久经考验的实用技巧，

立足科学疗法，

定制专属睡眠解决方案，

告别失眠、熬夜、多梦、打鼾……

让你轻松入睡，精神百倍地醒来，

创造自我进化的奇迹。

作者声明

　　我和本书中推荐的所有产品无任何相关利益。经过多年的使用，我发现它们确实有助于改善睡眠，请放心购买。你的购买不会对我产生任何经济回报，对我的睡帽收藏也不会有任何资金帮助。

　　我一直为不安腿综合征、发作性睡病等睡眠障碍疾病的药物治疗做有偿顾问和宣传人，因为我坚持认为，这些病症的正确治疗需要医生的协助诊断。对于安眠药，尽管收到很多邀约，但我从未给任何一款安眠药做过收费宣传。

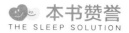

阿里安娜 · 赫芬顿
《赫芬顿邮报》创始人,《时代》全球 100 位最具影响力人物之一

温特博士可谓"睡眠私语者"。通过治疗顶级运动员,他发现了一套不可思议的高效方法,可以帮助你实现最佳睡眠,从而在工作和生活的方方面面达到最佳状态。

柯洛平
早起奇迹训练营创办人、《早起一年顶十年》作者

早起是为了灵魂,早睡是为了身体。生活方式决定生活品质,好睡眠,是一切美好的起点,也是终点。人生不可以重来,但可以醒来,可是若没有一个好的睡眠,一切都是枉然。温特博士这本个性化的睡眠自助指南,将帮助你重塑睡眠认知,治愈睡眠障碍,让你元气满满地早起,重启人生。

陈映君
深圳读书会主理人

失眠对于很多人而言，已经变成一件习以为常的事情，很多人沉浸在缺觉的世界里而不自知，长期失眠会让器官跟着一起受累。温特博士的《睡眠进化》为我们解读了睡眠的常见误区，从科学的角度提供了应对失眠的有效方法，每个理论的背后都有着非常完整的测试表格。对于失眠者来说，这本书就是福报之书，可以帮助你获得好睡眠，释放无限潜力。

罗恩·亚当斯
金州勇士队资深助理教练

温特博士的新作《睡眠进化》是一本适合所有因睡眠问题而苦恼的人阅读的睡眠宝书。

马克·辛普森
洛杉矶快船队体能教练

温特博士在睡眠领域具有世界级水平。在将医学应用于现实世界的高压环境时，他的建议非常实用。

唐纳德·S.斯特拉克
俄克拉荷马城雷霆队医疗服务中心主任

温特博士是我们的睡眠专家。本书包含许多行之有效的睡眠建议，它们曾帮我们顺利应对 NBA 严苛的时间表。

《伦敦标准晚报》

《睡眠进化》将让你安心地闭上眼睛，好好地睡上一觉。

《科克斯书评》

刷新你对良好睡眠的理解，并以正确的方法实现它，本书能帮助睡眠不佳的人改善睡眠质量，非常难得。

《出版商周刊》

作为一名专门研究睡眠问题的神经学家，温特博士经验丰富，读者将在书中重新发现健康睡眠的意义。

《图书馆杂志》

温特博士在书中清晰地解释了睡眠是什么、什么会打断睡眠以及如何充分利用睡眠。

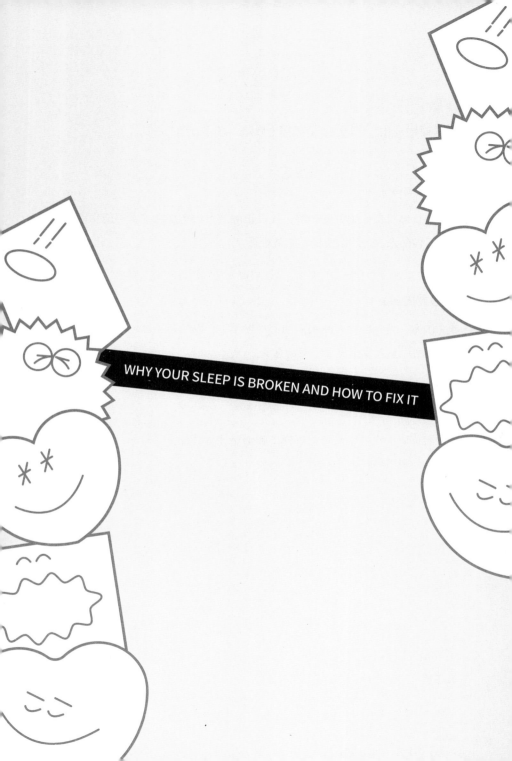

WHY YOUR SLEEP IS BROKEN AND HOW TO FIX IT

实现效率倍增的作息管理实践指南

我向来喜欢睡觉，它对我而言意义非凡。直到现在我还记得，上学期间在周末睡懒觉是多么惬意的一件事！要是醒来时看到窗外大雪纷飞，我就会迫不及待地打开收音机，渴望听到学校停课的消息，因为停课就意味着可以再睡个回笼觉！

7 岁那年我得了次重感冒，医生给我开了一种必须全天服用的药，于是在午夜的某一时刻，母亲就会把我叫醒，让我服下一些刺鼻的抗生素液体。在我看来，半夜醒来再接着睡似乎延长了夜晚的时光。我喜欢这种感觉。

三年级的时候，我决定要成为一名医生，因为我喜欢画人体器官，而且可以清楚地记住各种肌肉的拉丁语学名。当我把这个计划讲给家人和朋友时，他们总是对我大加赞扬。这更加坚定了我的目标。后来，我学过皮肤科、小儿科，甚至整形外科，但命运的安排最终让我投身睡眠领域。

在成为医生甚至在就读医学院之前，我就已经开始学习睡眠的相关知识，并为此投入了大量时间。我痴迷于睡眠研究，在研究过程中常常亲自上手并把手弄得肮脏不堪。大学期间，在对尤卡坦小型猪（yucatán micro pig）进行睡眠呼吸暂停（sleep apnea）的研究时，我的手尤其脏。猪是睡眠研究的极好范本，它和睡眠呼吸暂停综合征患者一样，睡起觉来鼾声如雷。在从事睡眠研究的过程中，呼吸着类似养猪场里的空气只是个微不足道的代价。

成为一名内科医生后，我的好奇心愈发强烈，希望尽可能多地掌握患者的相关信息。为此，我常年主动抽自己的血，参与长达 3 小时的神经心理学成套测验。我还试过电击肌肉，往鼻孔里插入鼻胃管，把利多卡因这种麻醉剂注入肚脐，甚至把强效电磁体放在脑袋上，结果我的手臂开始抽搐，情形一度失控。

在一次无聊的夜班中，我做实验的欲望实在难以抑制。于是我询问工作人员是否可以用核磁共振成像扫描仪检测一下我的大脑，如此我就可以得到大脑的图像并了解其内部活动情况。我的患者都说扫描仪的声音很大，还可能引发幽闭恐惧症，过程苦不堪言。我对这些真的没什么感觉，但我小脑的尺寸却让我难以释怀，因为它出奇得小。

尽管偶有令人郁闷的检查结果，但我还是希望亲身体验患者的经历，这有助于建立信任，形成共同合作的基础。我愿意帮他们解决问题，竭尽全力去理解他们。

不可思议的高效睡眠法，帮你实现最佳睡眠

作为睡眠领域的专家，我每天为患者解决睡眠问题。同时我也很荣幸地和众多专业运动员合作，帮助他们解决睡眠问题。这或许意味着帮助团队策划长途跋涉中的最佳睡眠时间，又或许意味着帮助运动员和他的家人适应新生儿的降临。一般而言，运动员在参加重大赛事前或经历糟糕表现后，会产生较为严重的睡眠问题。通过帮助顶级运动员改善睡眠，我发现了一套不可思议的高效方法，可以帮助大家实现最佳睡眠，从而在工作和生活的方方面面达到最佳状态。

> 安睡 小贴士 ☺ 重视睡眠的运动员，运动表现大都会有提升，这也可以套用到精英人士的身上，即重视睡眠的精英人士，工作表现会更好。

研究睡眠的一大好处是能够遇到形形色色的人。多年来，我有幸与美国军方、技术企业的精英和美国各地的学生合作，协助他们改善睡眠，使其取得更好的业绩或成绩。这些宝贵的经验反过来也提升了我的医治水平。这是一份回报颇丰的职业。

我希望能为那些在睡眠问题上苦苦挣扎的人做一些力所能及的事，向他们传授二十多年来我在这一领域的所得，帮助他们重新掌握生活主动权。于是，这本书就诞生了。

希望这本书在读者看来更像一本内容丰富的小说而非参考书。

我不希望你跳跃式阅读，只看自认为最重要的章节。整本书都非常重要！请把这本书当作了解并改善睡眠的知识大全，倘若你照我说的做，你就会对本书中所提倡的健康睡眠有全新的认知。

抛开睡眠误解，治愈睡眠障碍

致命性家族性失眠症（fatal familial insomnia）是一种极其罕见却真实存在的疾病，它与疯牛病有关。饱受这种疾病折磨的人会越来越难以入睡，并伴有出现幻觉、产生恐慌和体重骤降等症状。起初，患者会出现严重的认知障碍，然后逐渐丧失语言能力，最终因无法入睡而死亡。别担心，你不会染上这种病的。

上述病例极为罕见，我们不必感到不安，但大多数睡眠问题也同样令人感到绝望无助。没什么健康问题比睡眠障碍更令人感到充满压力和焦虑了，幸运的是，它不会带来疼痛而且容易治愈。

作为一名神经学家，我目睹过一些重症给患者带来的痛苦。比如，肌萎缩性脊髓侧索硬化症（amyotrophic lateral sclerosis，亦称卢伽雷病，俗称渐冻人症）会引发肌肉无力，使患者在历经漫长且痛苦的挣扎后，最终死亡；又如，脑卒中会使患者失去语言能力，发病过程十分痛苦，而且它几乎无法治愈。与其他疾病一样，睡眠并发症也会造成严重的健康问题，但与众多神经系统疾病不同，睡眠障碍是可治愈的。

我并不是在刻意降低睡眠障碍的严重性。作为睡眠障碍的一种，睡眠呼吸暂停综合征（SAS，sleep apnea syndrome）就会使患者在夜间频繁暂停呼吸，从而引发高血压、糖尿病和心力衰竭。

2007 年，杰出的睡眠研究专家汤姆·罗斯（Tom Roth）发现，全世界大概有 1/3 的人受到失眠的困扰；莫里斯·奥哈永（Maurice Ohayon）的研究则表明，5% 乃至更多成人睡眠质量差的原因，也许是不安腿综合征（RLS，restless legs syndrome）。睡眠障碍还会引起体重增加、情绪多变、记忆力下降和胃食管反流等问题，许多人深受其害。

专程为解决睡眠问题而向医生求助的人太少了，这一比例不足 10%。另外，据美国国家睡眠基金会（National Sleep Foundation）统计，在没有主动提及睡眠问题的情况下，只有 30% 的医生会主动向患者问及睡眠情况，这着实令人震惊。

睡眠占据了我们生命近 1/3 的时间，却没有得到应有的重视。与睡眠问题截然不同的是，迄今为止，尽管我从未遭遇突然性视力下降或严重直肠出血，但医生每次都会对此表示关心。

谈及医生，我想说说传统医学院的内部情况。不管最终的专长是什么，所有医学生都要学习各方面的医学知识，参加大量的讲座，内容涵盖医学领域的各个学科。由于内容十分枯燥，医疗培训往往不能被制作成引人入胜的电视节目。

大学二年级时，我参加了一场神经学专家讲授睡眠医学的讲座，开始对睡眠障碍有所了解。我对那次讲座印象深刻。讲座伊始播放了采访一对老夫妇的视频：丈夫哽咽地诉说曾梦到自己在谷仓追逐一只雄鹿，经过奋力追赶，终于抓到了它，正准备把鹿的头撞向谷仓的墙壁时，他突然惊醒，发现自己正抓着妻子的头。他的妻子在一旁边听边抽泣。这是快速眼动期行为障碍（REM behavior disorder）的典型案例，它与人们在做梦时应有的正常松弛状态受到破坏有关。讲座上，专家也讨论了睡眠呼吸暂停综合征，但我对此没什么印象了，因为像其他大多数学生一样，我还没有从视频带来的惊吓中缓过神来。

讲座只有短短 50 分钟，它就是我们得到的与睡眠有关的培训，或许你的家庭医生曾经接受过的有关睡眠问题的培训也只有这些。据研究人员雷蒙德·罗森（Raymond Rosen）统计，4 年专业教育过程中，大多数医学院的学生接受有关睡眠领域的培训时间不足 2 小时。一项始于 2007 年，由米哈伊·特奥多雷斯库（Mihai Teodorescu）和睡眠专家罗纳德·切尔文（Ronald Chervin）发起的研究表明：医学教材中有关睡眠问题的介绍非常少，涉及睡眠问题的医学课程也是少得可怜。

虽然睡眠问题在医学教育上通常不被重视，但它却是医生最常面对的问题之一。对一名医生来说，试图解决一位老者在梦中袭击野生动物的问题，也许十分棘手，但他不该因此遭到责怪。

由于保险公司赔偿金的减少和医疗保险费用的增加，医生们需要缩短诊断时间，以便接诊更多的患者。患者咨询的问题大多更严重，因此睡眠问题往往被忘记。因此，责备一名医生未能有效解决患者的睡眠障碍，无异于让一个病理学家为孕妇分娩时的难产担责，这是不合理的。

那么为了解决睡眠问题，你可以做些什么呢？放弃从杂志、故弄玄虚的睡眠书籍或邻居那里寻找任何与睡眠有关的启示吧。是时候停止对糟糕睡眠的抱怨，抛开对睡眠的误解了。放心地扔掉安眠药吧，通过阅读本书，你完全可以了解睡眠的原理并改善自己的睡眠。睡眠讲堂正式开始！

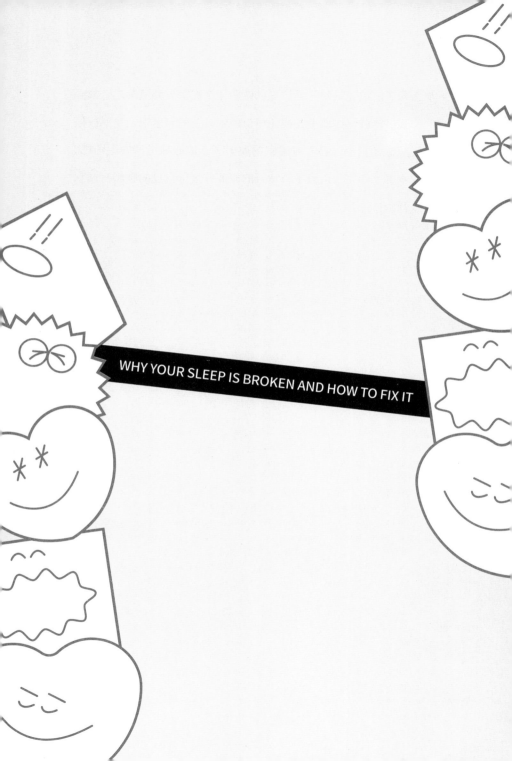

WHY YOUR SLEEP IS BROKEN AND HOW TO FIX IT

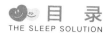

目 录
THE SLEEP SOLUTION

第一部分
人生进化，从正确认识睡眠开始

第二部分

治愈睡眠障碍，拥有不疲惫、不焦虑的成功人生

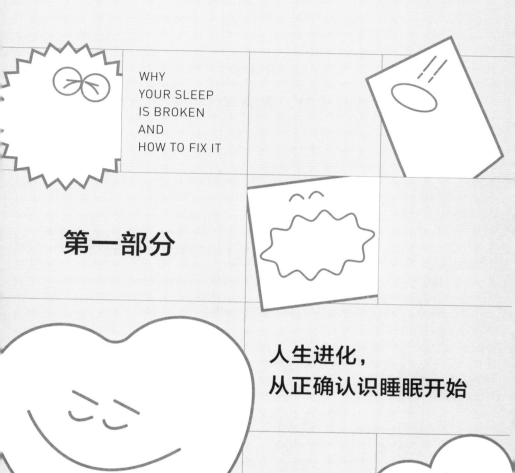

WHY
YOUR SLEEP
IS BROKEN
AND
HOW TO FIX IT

第一部分

人生进化，
从正确认识睡眠开始

THE SLEEP
SOLUTION

第1章

当你睡觉时，你的身体在做什么？

我总是把睡眠与其他病症之间的关系比作疯狂填字游戏。我几乎找不到像睡眠障碍这样，和身体方方面面的疾病都能产生联系的疾病了。不信？试着完成下面的练习，你就会明白我的意思。

请完成以下疯狂填词游戏

为什么优质睡眠至关重要？

晚上_____（时刻），我喜欢躺在_____（形容词）床上。很快我就可以_____（动词）_____（形容词）梦乡。这是优质的睡眠，因为糟糕的睡眠会导致_____（疾病）。近来，科学家针对人体_____（身体部位）的研究表明，每晚少于_____（数量）小时的睡眠会引发_____（形容词）_____（疾病）。

填完词，你会发现虽然它读起来令你捧腹大笑，但这个有关睡眠的疯狂填词游戏的神奇之处在于，不论你填什么，它都显得真实可信。至于"疾病"一栏，你可能会填高血压、心脏病、脑卒中、糖尿病、心力衰竭、偏头疼、阿尔茨海默病等，选择多得数不过来，但所有答案都无懈可击！

阅读本书时，请你把睡眠看作机体内部可以改变的重要过程。充足的营养、适度的运动和高质量的睡眠是三大可控的健康要素。其中，睡眠是发生在我们身体内部的至关重要的过程。

同时，我希望你能明白，我们不止有睡眠和不眠两种状态。换句话说，睡眠并非大脑中的开关，非开即合。实际上，入眠后，你的身体还会产生一连串奇妙的反应。

谈及大脑的运作方式，我不仅是一名睡眠专家，还是受过正规培训的神经学家，所以我也可以称自己是一名脑科医生。睡眠专家通常也是神经学家，还可以是精神科医生、呼吸科医生、内科专家、家庭医学从业者，甚至是儿科医生。

为什么呼吸科医生对睡眠问题如此了解？对此，我不得而知。在我看来，睡眠似乎对肺部、肾脏、脾脏都会产生一定的影响。尽管身体的每种系统和器官几乎都会在一定程度上受到睡眠的影响，但实际上，睡眠只发生在大脑中。

睡眠是一种神经状态，它源于大脑，同时也受大脑控制。鉴于此，我们将从这里入手，展开糟糕睡眠对身体影响的研究。长期低质量的睡眠就好比糟糕的整容手术：风险高，成本大，而且效果不佳。

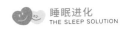
侧着睡觉，大脑排毒更高效

在医学院时的一些经历，我至今记忆犹新。我清晰地记得尸体防腐剂刺鼻的味道，记得解剖时去除器官上的脂肪是多么不容易。还记得在一次测试中，教授向我们展示了胆结石的照片，它们奇异的美令人目眩。我盯着它们愣神，幻想着磨亮抛光后它们就可以被制成美丽的项链。我也记得我们就淋巴系统展开的讨论，它是一种流体疏导系统，负责收集和清除我们体内产生的垃圾。

作为一名处于学习中的神经学家，当教授宣称神经系统中不含淋巴系统时，我感到非常诧异。我们体内最重要的系统没法排泄废物，而脾脏却可以，这怎么可能！

时间快进到 2015 年，安东尼·卢沃（Antoine Louveau）与阿莱克桑德里·阿斯彼郎德（Aleksanteri Aspelund）的一项独立研究发现，大脑中存在清除废物的系统——类淋巴系统。对此，现代科学家普遍表示认同。

这一重大发现真正引人注目的是：科学家们发现，类淋巴系统清除的主要废物是阿尔茨海默病患者大脑中堆积的 β - 淀粉样蛋白（Aβ）。虽然这一发现已经非常夺人眼球，但更让人振奋的是：睡眠状态下，类淋巴系统活跃度比清醒状态下高 60%！

这说明，大脑不仅具有清理废物的系统，而且该系统在睡眠状态下工作更加高效。麦肯·内德高（Maiken Nedergaard）及其同事的研究证实了这一说法。

如此，我们就不难想象，长期低质量的睡眠会带来多么恶劣的影响，熬夜会降低大脑清除白天积聚的有毒物的能力。倘若把大脑比作一艘大型油轮，那么类淋巴系统就是处理油轮废水的污水泵。一旦污水泵失灵或效率下降，污水就会积聚，严重时则会酿成沉船悲剧。当然，这不足以说明阿尔茨海默病的全部病因，但大脑的废物清理系统无疑是举足轻重的。2013 年，《美国医学协会神经学期刊》（*Journal of the American Medical Association Neurology*）上的一篇文章对这一研究发现给予了肯定。该文章记录了一项以 70 位老人为对象的研究，他们都缺少睡眠或有睡眠障碍。结果显示，他们大脑中的 β - 淀粉样蛋白含量高于常人。

仅仅提高睡眠质量，就能降低遗传的影响

大多数人认为遗传因素几乎无法控制。例如，如果你携带的基因决定你的瞳孔是绿色的，除非佩戴有色隐形眼镜，否则你无法改变这一事实。经证明，载脂蛋白 E ε4 基因可以使人们患阿尔茨海默病的概率提升 10 ~ 30 倍。几年前，如果发现自己携带这种基因，你会觉得自己运气太差。然而，2013 年发表在《美国医学协会期刊》（*Journal of the American Medical Association*）上的一份研究报告对这一观点发起了挑战。

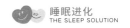
那是一项大型社区研究，有 698 名老年人参与，其中 98 名老年人患有阿尔茨海默病。研究人员在评估了他们的睡眠质量后，得出结论：高质量睡眠可减弱载脂蛋白 E ε4 的影响。这说明具有罹患阿尔茨海默病倾向的人单凭改善睡眠质量，就可以大幅延缓患病时间或降低患病概率。

仅仅通过提高睡眠质量就能影响遗传倾向，多么令人振奋的发现啊。我们往往认为遗传特性是无法改变的，但这项研究表明，我们的选择和行为方式可以降低基因的影响。瞧，这就是睡眠的力量！

关于类淋巴系统的最后一点：该系统似乎在人体侧卧睡觉时运行得更好。

纽约州立大学石溪分校的研究人员海多克·李（Hedok Lee）和同事对啮齿动物进行了研究，他们发现啮齿动物侧卧时，类淋巴系统运行效率更高。现在，只需要一点儿行为上的改变，你就可以降低罹患阿尔茨海默病的风险。

阿尔茨海默病并非唯一与糟糕睡眠相关的疾病。2011 年的一项研究表明，帕金森病也与低质量睡眠有关。2014 年的另一项研究显示，某些神经变性病及普遍的记忆力衰退也与糟糕的睡眠有关。

最轻松的减肥法：0 点前入睡，睡足 6 小时

本书对研究睡眠与肥胖之间究竟存在何种联系这一问题，具有重大意义。回顾数十年来的研究，人们早就发现了体重的增加会造成睡眠质量的下降，这很大程度上与肥胖引起的呼吸的不正常改变有关。这一现象被称为匹克威克综合征，得名于查尔斯·狄更斯的小说《匹克威克外传》（*The Posthumous Papers of the Pickwick Club*）。小说中有一个名为乔的体型肥胖的人，与大多数睡眠呼吸暂停综合征患者一样，他常常在白天呼呼大睡。

虽然把体重增加与睡眠质量降低联系在一起的研究可追溯到 50 年前，但直到最近，它们之间的关联才备受关注。近几年的众多研究结果表明，糟糕的睡眠会导致体重增加。以下是一些研究亮点。

众多研究表明，睡眠不足 6 小时或半夜 12 点后入睡都会造成肥胖。2015 年，公共健康研究者张金文（音译）调查了 100 多万名中国人的生活习惯，统计结果发现，每晚睡眠时间少于 6 小时的人群，肥胖比例更高。同年，《睡眠》（*Sleep*）期刊上发表了一份研究成果：临床心理学家兰德尔·乔金森（Randall Jorgensen）明确指出，随着睡眠时间减少，腰围会逐渐增大。

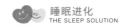
昼夜节律和内分泌系统研究员伊芙·冯·考特（Eve Van Cauter）在 2008 年做过的一项研究显示：对于处于学龄时期的孩子，如果他们每晚睡眠不足 9 小时，或者睡眠时间不规律，那么他们患肥胖症的可能性更大。

食欲刺激素（Ghrelin）是人体胃部分泌的一种激素，它作用于大脑，使我们产生饥饿感。同时，对于我们饮食后的满足感，它也扮演着至关重要的角色。食欲刺激素让我们对便利店内摆放的加工食品垂涎不已。临床研究人员沙拉德·塔赫利（Shahrad Taheri）在 2004 年开展过一项调查，其结果表明，食欲刺激素的分泌量随睡眠时间的减少而上升，从而增加了因过量饮食造成肥胖的概率。

糟糕的睡眠会影响我们体内瘦素（Leptin）的含量。瘦素由脂肪细胞产生，它能带来饱腹感，使我们的食欲得到控制。法赫德医生（Fahed Hakim）在 2015 年对此进行过研究，得出结论：一旦睡眠质量降低，我们体内的瘦素含量就会下降，从而导致胃口大增。

2015 年,阿丽莎·伦达尔(Alyssa Lundahl)和蒂莫西·尼尔森(Timothy Nelson)也曾进行过研究，结果显示：糟糕的睡眠会减少我们体内的能量，此时，补偿机制发挥作用，也就是说，我们会摄入更多食物来补充能量。

当我们的睡眠质量越来越糟糕时，我们的自控力会降低，且更倾向于尝试冒险行为。威廉·基尔格尔(William Killgore)是哈佛大学的研究人员，他在 2006 年进行的研究表明：由糟糕睡眠引发的这些问题会导致睡眠障碍或睡眠不足期间的饮食不良。

好好睡觉真的能减肥!

2015 年，一项以 3 300 名青年和成年人为调查对象的研究，得出了发人深省的关于睡眠与体重的论断。针对长期睡眠缺失对体重的影响，来自伯克利的劳伦·阿萨诺(Lauren Asarnow)和她的团队进行了研究。结果显示：睡眠不足持续一段时间后，睡眠时间每减少 1 小时，人的身体质量指数（ BMI ）就会增长 2.1%。

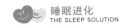
提高睡眠质量就是提高免疫力

糟糕的睡眠给心脏和循环系统带来的伤害或许最大。不计其数的研究表明：低质量的睡眠会增加罹患脑卒中、心脏病、高血压和心力衰竭的风险。近期还有研究表明，睡眠呼吸暂停综合征等任何会中断睡眠的疾病，都有可能造成患者的血压升高。

心房颤动指心律不齐，规律的心率可以确保血液快速高效地流过心脏，因此心房颤动并不是什么好症状。心房颤动会使患者心脏的各个心室的协同运作失常，致使血液淤积在心脏。快速流动的血液可以防止血液凝块，如果血液静置时间过长，就可能形成血块，而血块一旦形成，脑卒中、肺栓塞等讨厌的病症就会相继而来。我想，你一定巴不得离这些病症越远越好。

知道吗，睡眠会影响出现心律不齐或在腿部形成血凝块的概率。多项研究表明，如果心房颤动患者同时患有睡眠呼吸暂停综合征，其睡眠呼吸暂停综合征一旦被治愈，再出现心律不齐的概率就会降低。如果他所有的呼吸障碍都得到解决，心房颤动的复发概率甚至会从82% 骤降至 42%！

心脏位于胸腔，它的"邻居"是肺。请看图 1.1。

图 1.1 为心肺示意图。看图，我们会注意到心脏正好位于两片肺叶之间，整个器官都在胸腔内部，不与外界产生直接接触。心脏的主要功能是向肺部输送不含氧的血（即蓝色血，如果缺氧，血液会变蓝或变暗），而肺可以再度将氧注入血液，使其变红。心脏的位置由此

而定。在这种运行流程下，胸腔扮演的角色像一个风箱。

这对肺而言是件好事。当我们扩展胸腔时，它就像风箱一样可以形成负压或真空。肺部以外的空气涌进来填充真空空间，为我们吸气提供了可能。良好的呼吸运行会带动所有器官正常运转，反之，如果呼吸不畅，情况就会不妙。

再次观察图片。假设一个人夜晚呼吸困难，为了防止窒息，他将会更加用力吸气入肺（见图 1.1 中"A"的位置）。由于最重要的心脏占据了胸腔，任何使空气被挤压进入肺部的吸气动作都会造成血液回流，进入心脏（见图右侧的"B"）。不幸的是，如果心脏泵血困难，流回心脏的血液就无处可去（见图下侧的"B"）。当血液不能高效流出时，血液流入心脏也会十分困难。

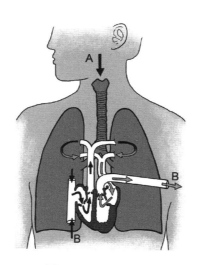

图 1.1 心肺示意图

睡眠障碍被治愈，心脏也会更健康

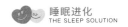

血液进出两难时，会出现两种不良后果。第一种是血液从血管流出，进入身体组织，通常是到达腿部，这就是腿部肿胀或水肿的根本原因；第二种是心脏更加用力地把血泵出去，当心脏过于用力时，它就会扩张，从而引发心力衰竭。

对睡眠呼吸障碍尚未得到治疗的人而言，出现心力衰竭是不可避免的，毕竟睡眠障碍对心脏造成的影响太大了。

与糟糕睡眠相关的心力衰竭、阿尔茨海默病以及肥胖等问题，都让人情绪低落，怎样才能让我们拥有好心情呢？播放你最爱的音乐，然后睡个好觉吧。我是认真的！糟糕的睡眠会使我们闷闷不乐，甚至导致抑郁，而优质的睡眠则会带给我们愉悦。

糟糕的睡眠本身会极大地破坏我们的好心情，而且会引发抑郁和焦虑。一些心理卫生专家认为，抑郁和失眠之间存在紧密联系，如果一个人没有睡眠障碍，那么他一般不会被诊断出患有抑郁症。

不管是什么导致我们夜间频繁醒来，这都会让人变得郁郁寡欢。帕特里克·菲南（Patrick Finan）是约翰·霍普金斯大学的研究人员，他在 2015 年的一项研究中发现，比起缺少睡眠，睡眠中断会给人们带来更严重的负面影响。

昼夜节律紊乱常常与抑郁和其他负面情绪相关。当人们在床上度过的时间过多时，他们进行一些其他重要活动的时间就会减少，他们的时间安排和作息就会变得一团糟。

对饱受阻塞性睡眠呼吸暂停综合征折磨的患者而言，抑郁是常见的并发症。2015 年，来自西澳大利亚大学的大卫·R. 希尔曼（David R. Hillman）等人研究发现，治愈睡眠呼吸暂停综合征可以显著降低抑郁症的发生率（从 73% 降至 4%）。

同样，躁郁症患者也被严重的睡眠问题所困扰。患者躁狂的典型特征是长时间无法入眠。2015 年的一项研究显示，躁郁症患者抑郁时，通常会出现睡过头、睡眠质量低和作息紊乱等问题。

我多么希望以下内容不是真的——作为一名睡眠医生，对于近期发现的睡眠障碍与癌症之间的联系，我仍感到不安。有证据表明，低质睡眠可能与多种癌症有关系，包括前列腺癌、口腔癌、鼻癌、结肠直肠癌以及原发性神经系统肿瘤引发的癌症。根据最新发现，糟糕的睡眠和乳腺癌的关系似乎最为紧密。轮班和缺少睡眠都很有可能会增加人们罹患乳腺癌的概率，而且流行病医师阿曼达·菲普斯（Amanda Phipps）发现，睡眠不足或许会降低乳腺癌被治愈的可能性。

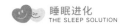

2007 年，世界卫生组织（World Health Organization，简称WHO）以《论轮班、刷漆、消防工作的致癌性》（*Carcinogenicity of Shift-Work, Painting, and Fire-Fighting*）为题发表了专论。WHO 将昼夜轮班、吸入油漆挥发气体和吸入燃烧产生的烟雾归结为引发癌症的三大原因，其中更是把轮班列在首位！在调查中，研究人员发现轮班会诱发乳腺癌，并导致免疫系统功能普遍下降。国际癌症研究机构（International Agency for Research on Cancer，简称 IARC）作为世界卫生组织的机构之一，根据对轮班的研究结果，把它列为潜在的致癌因素。

"快上床睡觉，否则你会生病的。"这是父母常用来吓唬孩子的话。当我还是小孩子的时候，这话对我根本不起作用，我还是会熬夜观看电视节目或给足球卡分类。那时，我还没有意识到，睡眠不足会影响我的身体健康。上大学后，我的身体状况因为学业压力和熬夜变得糟糕。经历尤为煎熬的期末考试后，我往往会生病。

临时抱佛脚式的通宵学习和随时待命式的医院工作，总会使我生病或得重感冒。究其原因，是因为人体免疫系统功能与睡眠时间和睡眠质量息息相关。

2015 年，在旧金山，加州大学的艾瑞克·普拉瑟（Aric Prather）主持了一项研究。睡眠时间不同的受试者自愿接种鼻病毒，然后观察他们是否会生病。结果显示，对比睡眠时间在 7 小时以上的受试者，睡眠时间在 6 小时以内的受试者感冒的可能性更大。

来自台北地区的一组研究人员通过研究发现，睡眠障碍会导致个体免疫系统紊乱，由此引发病症，进而导致各种各样的功能受限症状出现，如关节疼痛或变形（类风湿性关节炎）、强直性脊柱炎、眼睛等部位干燥（干燥综合征）、全身结缔组织异常增长（系统性硬化症），以及给身体各部位造成伤害的病症，如全身性红斑狼疮。

睡眠障碍的危害绝不局限于上述所提及的，它甚至会给全身器官造成不良影响。比如，糟糕的睡眠会破坏身体调节血糖的能力，增加患糖尿病的风险；睡眠问题还会损伤我们身体最重要的器官——大脑，增加患阿尔茨海默病的风险。现在，谈论睡眠障碍对身体器官的负面影响并没有太大的意义，重要的是了解如何改善睡眠问题，让我们前进吧！

我们为什么要吃蟹饼？我们为什么要喝橙汁？为了活着，我们必须进食。同样，我们别无选择，必须睡觉。一旦困意袭来，它就会控制我们并强迫我们睡觉。我的座右铭是：睡眠至上。睡眠是人类行为的强大驱动力。除此之外，还有其他驱动力吗？继续阅读本书，你就会找到答案。

第 2 章
激活原始内驱力

亲爱的读者，也许我们素未谋面。你或许是在大学书店里排队等候的疲惫学生；或许是坐在巴诺书店品茶，等候三个孩子放学的母亲；或许是正在为百万观众宣传这本书的身价上亿的脱口秀主持人。

尽管我对你一无所知，但关于你，我还是有一些自认为真实可信的判断：

1. 近几天你吃过东西；

2. 近几天你喝过水；

3. 近几天你考虑过性生活；

4. 除特殊情况外，近一两天你睡过觉。

在选择这本书前，请想想以上 4 个论断，如果你认为任何一项都与自己的实际情况不符，那么，你大可不必购买本书。

食物、水、性生活和睡眠

事实上，我不是超人，没有任何超能力。我是通过研究人类的原始内驱因素做出的上述判断。1943 年，美国心理学家克拉克·赫尔（Clark Hull）提出了内驱力降低理论。他认为，为了维持体内的稳态或者说内平衡，所有生物的行为都受某种原始内驱力的支配。为滋养身体，我们有进食与喝水的原始内驱力，同样我们也有生育繁殖的原始内驱力。除此之外，我们还有睡觉的原始内驱力。出于这一点，我们清醒的时间越长，大脑渴望睡觉的欲望就越强烈，不睡觉的时间达到极限后，你就无法再选择睡或不睡，而是倒头就睡。

许多找我治疗的患者坚持认为，困扰他们的问题是"睡不着觉"。他们说自己总是整夜无法入睡，或一旦醒来就无法再次入睡。事实上，在某种程度上，所有向我抱怨这个问题的患者还有更为根本性的问题：他们不可能不睡觉，只是他们对睡眠缺乏有效的认知。也就是说，他们所谓的"睡不着觉"显然是错误的。从医学角度看，睡眠是原始内驱力之一，无一例外，我们都会睡觉。如果你属于上述认为自己"睡不着觉"的其中一员，那么你需要改变你的想法，否则你注定要为睡眠问题苦苦挣扎一生。

安睡 小贴士 请大声地说："我睡觉了！"

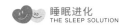
不管你现在在哪儿，大声地说："我睡觉了！"你在图书馆？好吧，那就小点儿声。无论你睡得好不好，你的确睡觉了。不管你是不是每隔1小时就醒一次，你的确睡觉了。

我们每个人都会睡觉，这一点无论我怎样强调都不为过。为此，我给新患者立下了第一条规定，那就是大声说出这四个字。倘若你把睡觉当作充斥着公理、假设、特性、证法的几何学课，那就请把"我睡觉了"视为第一定律。

睡眠剥夺：不可能完成的实验

也许你仍然认为自己没有睡觉，或觉得自己每晚的睡眠时间仅为两三个小时或者更少。对此我不想反驳和纠正，但请你思考以下内容：我在睡眠协会做研究时，使用的教材是由一些相当杰出的睡眠研究人员编写而成的，他们调查了人类未眠状态下的行为能力。

其中一项研究的组织者大卫·丁格斯（David Dinges）和汉斯·范·东恩（Hans Van Dongen），根据研究对象每晚的睡眠时长，将其分为3组，分别是4小时组、6小时组和8小时组。为了确保研究对象在整个过程中一直处于未眠状态，他们进行了严密监控。结果，研究仅持续了短短2周。

项目持续了14天后，研究对象就无法再坚持下去了。

研究过程中，组织者通过让研究对象执行一系列精神警觉性任务，来监测他们的注意力。研究临近尾声时，6 小时组有 1/4 的人在执行任务过程中睡着了，4 小时组的表现甚至更糟。颇为有趣的是，虽然研究对象的睡眠被剥夺，但在接受调查时，他们声称自己并未受到负面影响。尽管在电脑前呼呼大睡，他们却给所有朋友发了这样的邮件："我刚刚完成了疯狂的睡眠剥夺实验，我想自己已经搞定它了！"

我曾希望有研究能够证明：一个睡眠被剥夺的人可以连续几周只睡几个小时，且不会表现出明显的功能障碍。为此，我进行了研究，但我不得不承认，这是不可能的。在睡眠被长时间剥夺的情况下，受试者疲倦不堪，在实验还未结束时就进入梦乡了。通过总结当代所有权威睡眠研究专家的理念，我得出了这样的结论：世界上或许有少部分人，在一段时间内每天只睡 6 小时，他们能维持正常表现，但行为协调性会下降。没有人在长期每天只睡两三个小时的情况下，还能正常地走路、咀嚼食物、录像或说出连贯的句子。

我热爱自己的工作，我整天和人们谈论他们的睡眠情况。大约每隔几周，我就会遇到向我求助的患者，他们因根本无法入睡或近一两周只能睡一小会儿而陷入恐慌。

"请帮帮我，过去两周我只睡了两小时！"

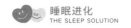
此类患者吸引我的地方是他们通常会用巧言妙语结束自述："我希望可以小睡一会儿，但就算在白天躺下，我还是无法入睡。""不仅晚上睡不着，336 小时不睡觉之后还是睡不着。"果真如此的话，他完全可以上吉尼斯世界纪录了。这可比留了令人毛骨悚然的长指甲更厉害！

"你上床后会做些什么？"我问道。

"我就是躺着想一些事……然后我的思绪就停不下来了。"

"你整夜只是躺着，其他什么也不干吗？"

"是的，我入睡的最佳时间在晚上 11∶00 ～ 12∶00，如果在这个时间段没有睡着，我就会错失良机，整夜失眠。"

真的吗？

尽管吉尼斯世界纪录的记载包罗万象，但它不再收录睡眠剥夺纪录。当前的纪录保持者是兰迪·加德纳（Randy Gardner），他于1964 年创下了 264 小时 24 分钟未眠的最高世界纪录。在那次试验中，加德纳逐渐难以保持清醒，他的大脑进入"微睡眠"（通常小于 30 秒的无法控制的小睡）状态，饱受幻觉、认知严重受损甚至妄想症的折磨。一些睡眠剥夺实验曾记录过这种妄想症，最深受其害的是音乐节目主持人彼得·特里普（Peter Tripp），201 小时的睡眠剥夺似乎给他留下了持久的心理影响，自那以后，他总认为自己是个冒名顶替者。

实际上，真正意义上的睡眠剥夺简直比登天还难。研究过程中，让研究对象在较短时间内保持清醒状态的可能性几乎为零。真正的睡眠剥夺必然会带来一些瞬时影响，包括无法控制的睡意。换句话说，试图学会掌控自己睡意的人不会说自己有睡眠困难。众所周知，真正的睡眠剥夺，即完全不允许睡觉的情况，总是会导致更强的睡意、睡眠紊乱（无法控制睡眠期）以及人体机能下降，即一旦你的睡眠被剥夺了，你自己能意识到，其他人也看得出来。

试想一下，如果你认为自己的睡眠被剥夺了，但在沙发上舒展四肢的时候，并没有任何犯困的迹象，那么，了解如何解决睡眠障碍又有何意义？

尝试一下"长时间什么都不做"

如果你觉得自己长期以来饱受睡眠被剥夺的折磨，无论用什么办法都无法入睡，请按下列要求去做：

1. 吃点儿东西；

2. 冲个澡；

3. 关闭手机，确保没人打扰你；

4. 找一处舒适私密且可以休息的地方；

5. 关灯；

6. 静静地躺 7 小时；

7. 什么也不做，只是反思自己的经历。

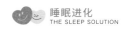
　　长时间什么都不做，会让人很抓狂吧？不要说 7 小时，就是 1 小时什么都不做也会让人发疯。然而有很多人，他们抱怨每天晚上都睡不着，只是躺在床上等天亮。

　　为了把问题说得更清楚，我打个比方：整整 4 天不睡觉但不会感到困倦，就好比一个人告诉我，他已经 4 天没吃东西了，但他没有任何饥饿感，并且体重还在增加。虽然我知道一旦饿到极致，机体就不会感觉到痛苦，但是你认为上述说法可信吗？

　　长时间不睡觉还不困，这与睡眠是生物原始内驱力的观点相悖。一个人清醒的时间越长往往会越发感觉困倦，不过警觉性的提高或焦虑感的增强，在短时间内能够战胜睡眠这一原始内驱力。这并不等于说他可以不睡觉，而是说此时此刻可能存在其他活跃因素使其保持清醒。比如，困意来袭时，刺鼻的烟味也许会增加我们的焦虑，从而使我们保持清醒，或一些令人不悦的声响也会使我们保持清醒。此外，担心自己难以入睡同样也会影响睡眠。

　　克利夫·萨珀（Cliff Saper）是哈佛大学的一位睡眠研究专家，他曾研究过老鼠的睡眠。

　　在研究过程中，老鼠被放入干净或肮脏的笼子里，研究人员对其睡眠情况和大脑的生物化学特征进行测量和记录。虽然那些老鼠都睡着了，但它们的睡眠状况并不相同。脏笼子里老鼠的睡眠状况不如干净笼子里老鼠的睡眠状况，它们会不时地醒来。虽然它们和干净笼子里的老鼠一样产生了困意，但过度焦虑致使其难以入睡。

　　你睡得好吗？也许不好，所以你才求助于这本书。但不要太担心，睡眠障碍和睡得不好是两回事。认为自己"睡得不好"的观点是错误的，如果总是反复强调这一说法，那么你就会对此越来越坚信，因此不要再把它挂在嘴边了。一旦解释清楚这一事实，我就敢于打断患者并纠正这种说法。

"我睡不着，不单单是我，我妈妈也一直无法入睡，她会……"

"停，打住，重说一遍。"

"呃，我有睡眠障碍，我妈也是。"

"这就对了，继续吧。"

当我询问来到诊室的病人要寻求什么帮助时，如果患者的回答是寻求帮助入睡，我会马上批驳他们，不要再对自己说没有睡眠或无法睡觉。可以说，无论"笼子"有多脏，你的身体都不会允许你完全不睡觉。如果无法进食或饮水会导致死亡，那么没有睡眠同样会导致死亡，这或许就是几周的事。我敢打赌，你的睡眠问题已经困扰你很久了，而你依然活着，这说明了什么？

有趣的是，我发觉患者对睡眠困难和进食困难的态度完全不同。许多人下班回家后，看着餐桌上的鸡排而没有胃口。这种情况下，有的人可能选择吃掉鸡排周围的配菜。大多数人（厌食症患者除外）很少为此担忧，他们知道自己的胃口会逐渐好起来，然后好好吃饭，保持身体健康。如果把进食障碍换成睡眠障碍，情况可能完全不同。很多人在准备上床睡觉时，发觉自己并不能顺利入睡，他们会马上因此发愁不已。睡眠问题所引发的压力或许会影响人们当天晚上甚至接下来一周的睡眠，很多人根本就不相信睡眠问题会自动好转。

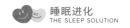
把大脑对睡眠的原始内驱力与大脑对进食的原始内驱力类比，会发现，它们之间存在着微妙的差异。大脑无法严格控制我们的进食，我们可能在极度饥饿的时候暴饮暴食，在患有厌食症或选择绝食抗议等极端情况下，克服饥饿感甚至被活活饿死。然而大脑对睡眠的原始内驱力会迫使我们在困意来袭的时候进入睡眠状态，所以疲劳驾驶是非常危险的。

确定你的最佳睡眠量

如果睡眠时间太短，我们可能在工作或吃饭时昏昏欲睡；如果睡眠时间太长，再次入睡前我们可能躺在床上无所事事。这两种情况都令人不悦，所以不多不少的睡眠时间刚刚好。

通常，调查睡眠的记者会围绕三个问题中的其中一个撰写文章：我们怎样才能睡得更香？小睡是一件好事吗？我们究竟需要多长时间的睡眠？

我将以免责声明作为这一节的开场白。我实在不想加上这节内容，但又觉得应该解答这个疑惑。而且我还想声明，以下内容仅供参考，不一定作为必须完成的目标。在阅读本节时，请牢记，睡眠需求和热量需求一样，因人而异。如果你的睡眠不错，感觉良好，没有过度困倦的症状，那么不论你睡多久都是可以接受的。

不同年龄阶段的人对睡眠的需求是不同的。如果你曾整天围着婴儿转，你就会明白婴儿似乎就是睡觉的代名词。他们每天不是在睡觉、进食，就是因为弄脏尿布、饥饿、出牙的疼痛或胀气而哭叫，除此之外，他们似乎什么都不会做。慢慢地长大后，他们开始做一些更复杂的事，比如学习微积分或上网聊天。这时再观察他们的睡眠，可能会发现他们在夜晚的睡眠时间比以前少了很多，甚至白天小睡也没有了。不用担心，这是正常情况。

斯坦福大学的睡眠研究人员莫里斯·奥哈永在 2004 年进行了一项研究，他发现，纵观我们的一生，睡眠需求是持续减少的，只是有的会突然锐减，有的则相对稳定。有了以上了解，我们就可以把睡眠需求按照不同年龄层分段。当然，这些只是参考意见，即使不符合，你也不要惊慌失措。

安睡 小贴士   你是有睡眠的，也许睡得不好，但是你的确睡觉了。

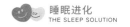
睡眠需求因人而异，但往往随着年龄增长而减少

2014 年，美国国家睡眠基金会组织了 18 位睡眠专家开展了一项睡眠研究。专家的任务是观察 9 个不同年龄层的小组，然后依据观察结果确定每个年龄层的最佳睡眠需求量。由研究结果得出的睡眠需求量建议于 2015 年发表，其中很多都与基金会以往建议的睡眠时间量不同。

对于新生儿组（0 ~ 3 个月），专家给出的建议是每天睡 14 ~ 17 小时。而在此之前，基金会建议的睡眠时间是 12 ~ 18 小时。

婴儿组（4 ~ 11 个月）的睡眠时间则要比新生儿组的减少 2 小时。研究前的推荐睡眠时间为 14 ~ 15 小时，而现在是 12 ~ 15 小时。

学步儿童组（1 ~ 2 岁）的睡眠时间在婴儿组的基础上再减 1 小时，为 11 ~ 14 小时。

学前儿童组（3 ~ 5 岁）的睡眠时间继续缩减 1 小时，为 10 ~ 13 小时。相比先前的提议，学步儿童组和学前儿童组的建议睡眠时间都增加了 1 小时。

学龄儿童组（6 ~ 13 岁）的睡眠时间继续缩减，建议睡眠时间为 9 ~ 11 小时。

青少年组（14 ～ 17 岁）相比处于学龄儿童组淘气的弟弟妹妹可以少睡 1 小时，建议睡眠时间为 8 ～ 10 小时。

最后是成人组（18 ～ 64 岁），他们所需的睡眠时间仅为 7 ～ 9 小时。

青少年需要更长时间的睡眠却经常没有时间睡觉，老年人退休后进入空巢期，他们有大把的时间，然而他们却只需要 8 小时左右的睡眠，因而他们频频发问："其余的 16 小时我应该做些什么？电视节目已经没什么可看的了。"

在本章结束之前，或许还有一个重要问题需要解答：姑且不论人一生中的睡眠变化，世世代代以来，我们的睡眠是如何变迁的呢？

我们的祖父母处于我们这个年纪的时候，他们的睡眠时间比我们长吗？他们的生存环境更艰苦，比如，没有便利的交通工具，他们不得不在冰天雪地里艰难徒步；又如，由于物质的匮乏，他们长时间辛苦积攒下的零用钱只能在小卖铺换取几颗硬糖果，因此，忙于生计的他们似乎根本没有时间睡觉。

在 2010 年的一份研究报告中，克里斯汀·克努森（Kristen Knutson）分析了研究对象 1975—2006 年的睡眠时间日志，并得出这样的结论：相比一个世代前的同龄人，现代社会成员的睡眠时间并未发生大幅变化。

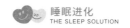
针对"我们是否比过去睡得少了"这个问题，另一项睡眠研究给出了答案。2015 年，甘地·耶蒂什（Gandhi Yetish）针对以狩猎、采集为生的人群进行了一项研究。他观察了齐曼内人、哈扎人和桑族人，一共 94 个成人共计 1 165 天的睡眠。结果表明，这些人每晚平均睡眠时间仅为 6 小时 25 分，这是现代西方工业社会的最低睡眠标准。尽管报告指出，受试者也经常会在小茅屋中小憩，但他们的睡眠时间之短还是出乎人们的意料。

我希望你可以依照自己的年龄和文化环境确定最佳睡眠量。本书的目的是帮你解决睡眠问题，倘若你的确还有些睡眠，且身体状况良好，那么不符合最佳睡眠时间也不要过于担心。下面请花一分钟思考、消化刚才的内容。

本章内容可能有些难懂，但如有需要，请在陷入困倦和疲劳的状态之前，花点儿时间思考这些观点。

再说说脏笼子里的老鼠的睡眠趣事。是啊，老鼠在干净的笼子里睡得不错，但有时即使躺在舒适的床上，精疲力竭的你依然无法入睡。是什么导致一些人即使已经疲惫不堪，但依然无法入睡呢？接下来就让我们谈谈困倦的含义吧。

第3章

为什么你觉得很累，却还是睡不着？

很累、很困、很乏、疲惫不堪、筋疲力尽、萎靡不振、浑身无力、昏昏欲睡、无精打采、心力交瘁，这些词语经常出现在我的办公室，就像患者在我舒适的候诊室里酣然入睡一般司空见惯。

要搞清楚睡眠问题，你就要仔细剖析了解它的本质，再思考自己的睡眠问题是否属于"困倦"。本书所说的"困倦"指即将进入睡眠时的状态，或有强烈的睡眠倾向。这个定义至关重要。人们往往交替使用"困倦"和"疲劳"这两个词，把它们当作一回事，然而它们的含义并不相同。有人自称很困，但过了整整4小时才入睡，按照我的定义，睡眠欲望很低的人称不上特别困倦。理解困倦和疲劳的差异，会使你更好地了解自己的睡眠问题，并获得相应的解决措施。

你累了，不等于你困了

大多数人呈现的状态其实不是困倦，而是疲劳。感觉疲劳时，就

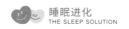

算上床躺一会儿，你也可能翻来覆去难以入睡。疲惫不堪不等同于困倦，这就是失眠的秘密。

疲劳小测验

疲劳度量表（The Fatigue Severity Scale，简称 FSS）是个体疲劳程度的有效评估工具。请对下列各项关于疲劳的陈述做出程度判断，以此预估你的疲劳程度。

在过去的一周我发现：

强烈反对←→非常同意

感觉疲劳时，我什么事都不想做。	1 2 3 4 5 6 7
运动让我感到疲劳。	1 2 3 4 5 6 7
我很容易疲劳。	1 2 3 4 5 6 7
疲劳会降低我的身体机能。	1 2 3 4 5 6 7
疲劳带给我频繁的不适。	1 2 3 4 5 6 7
疲劳使我不能维持体能。	1 2 3 4 5 6 7
疲劳会妨碍我完成某些任务和工作。	1 2 3 4 5 6 7
疲劳是影响我活动能力的三大因素之一。	1 2 3 4 5 6 7
疲劳影响我的工作、家庭和社会生活。	1 2 3 4 5 6 7

计算你的平均得分，如果大于等于4，就说明你需要补充能量，休息一会儿，不一定要睡觉，但要适当休息。

手机上的电量显示说明了剩余电量，如果电量过低，电量显示会变成红色，电量极低时还会出现感叹号。遗憾的是，人体却没有类似提示低能量的显示器，因此我们不得不寻找其他线索，来判断什么时候需要补充能量。你是否很难提起精神去上单车运动课？你是否在完成一些工作时感到力不从心？把一堆衣服从烘干机里取出然后叠放整齐，是否都会让你觉得费力？这些征兆或许在警示我们，身体已经处于疲劳状态了。

我总是告诉患者：倘若你感到疲劳，那就休息一下；倘若你感到困倦，那就小憩一会儿；倘若你在阅读本节时昏昏欲睡，那就去睡觉，睡醒之后再继续。

最后我们来谈谈疲劳。我们常常整天与疲劳做斗争，责怪自己的睡眠："假如我能多睡会儿或睡得更香，白天我就可以充满活力了。"果真如此吗？疲劳是由困倦引起的吗？

导致疲劳的元凶数不胜数，例如：甲状腺功能减退、帕金森病、缺少维生素 B12、药物副作用、缺铁、营养不良、贫血病、处于孕期、尿路感染、抑郁症、糖尿病、多发性硬化症、心脏病……

这只是冰山一角，我可以无限列举下去，如慢性疲劳综合征等。重要的是，睡眠障碍可能是你每天早晨醒来感觉自己像老旧靴子一样蔫头耷脑的原因，也可能与你睡眠质量不佳完全无关。"假如睡得更香一点儿，我就会精神抖擞。"不要再让这种观点左右你的生活了，你之所以感到疲倦，也许除了睡眠不足或睡眠质量低下，另有其他原因。当务之急是深入了解自己的睡眠，揭开疲劳之谜，然后对症下药。

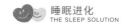
如果通过这本书，你改善了自己的睡眠，但仍感觉疲惫不堪的话，你就应该把这个问题交给医生了。

怎样判断自己是否感到困倦呢？嗯，这个问题有意思。

为什么你总是昏昏欲睡？

困倦是很多人面临的一大问题，案例随处可见。比如做礼拜的人经常在周日礼拜时安然入睡，酒店看门人在大厅昏昏欲睡。如果这些例子相对寻常，请反思下面的案例：

> 1989 年 3 月 24 日 0 点 9 分，装载约 126.3 万桶原油的美国"埃克森·瓦尔迪兹（Exxon Valdez）"号油船，于阿拉斯加州瓦尔迪兹附近的威廉王子湾的布莱礁搁浅。当时，三副负责掌舵，船上没有伤亡，但是有 8 个油舱爆裂，约 25.8 万桶石油泄漏，对环境造成的灾难性影响不可估量。
>
> 安全委员会的结论是：三副在船搁浅前的 24 小时内，仅睡了 5 ~ 6 小时，他在事故前一晚，只睡了 4 小时，在事故发生的当天下午也只小睡了 1 ~ 2 小时。他的工作时长已经超出了正常的值班时间，他这一天消耗了很多体力且压力重重。

美国国家交通安全委员会对美国自三里岛事故后最大的生态灾难"埃克森·瓦尔迪兹"号海事事故做了一份报告，以上内容来自报告。它将缺觉和疲劳列为此次事故的元凶。"埃克森·瓦尔迪兹"号事故并非个例。我们周围不断发生一些大大小小的事件，大到"挑战者"号空难，小到在与同事打保龄球的过程中睡着，醒来发现自己"长"了恶搞的胡子。

什么会让你充满睡意？于我而言，当我坐下来观赏音乐剧《猫》时，我会很快进入梦乡，以至于怀疑我的妻子是否给我注射了麻醉剂。现实生活中，有 3 种会明显引发睡意的因素，即特定的药物、睡眠剥夺和睡眠障碍。以下步骤会逐步剥夺你的睡眠：

1. 购买《绝命毒师》（*Breaking Bad*）第一季；

2. 在深夜观看沃尔特·怀特（Walt White）从一位温和的高中化学教师一步步变成无情的毒枭；

3. 时钟指向周一凌晨 3 ：00 时，你感到了恐慌，因为几小时后你必须早起工作；

4. 上床睡觉；

5. 周一，你感觉像废物一样无力，为放纵自己看电视而自责；

6. 发誓今晚要早睡；

7. 重复前面 6 步直到《绝命毒师》终结，又开始追新剧。

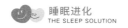
你的睡眠就这么轻而易举地被剥夺了。还有其他事情也会剥夺你的睡眠，比如同时从事好几份工作、初入新兵训练营、半夜起来给孩子喂奶、为了备战期末考试而通宵突击、处于紧张的神经学医师实习期，以及因生活忙乱而担心能否完成第二天的任务等。

睡眠剥夺的途径无穷无尽，但对我们产生的影响是一样的。平均睡眠时间不足时，你的大脑无法在白天正常运转。你会在工作时进入睡眠状态，甚至会在开车时、性交时，以及各种有趣的场合酣睡如泥。

为什么你总是昏昏欲睡？这是因为睡眠是原始内驱力，大脑会竭力确保睡眠需求得到满足。就像吃得过少会引发强烈的进食欲望，睡眠不足或睡眠障碍也会引发强烈的睡眠驱动力，让你哈欠连连。

量化困倦程度，定制解决方案

假设你的下巴下面出现了一个小洞，它与你的口腔相连，你嘴里咀嚼的食物并没有像往常一样，滑入喉咙，进入胃部然后被消化吸收，而是落到了地板上。其他食客并没有注意到那个洞，只看到你连续几小时不停地吃东西。终于，一位观察敏锐的人鼓起勇气问："你为什么一直在吃？"你回答："因为我饿得要死！"你在吃，但是食物从下巴的小洞漏出，没有填饱你的肚子。同样，一个人在房间里睡得似乎不错，但仔细观察，你就会发现隐藏着许多"漏洞"，这正是睡眠糟糕的缘由。

例如，睡眠呼吸暂停综合征患者会因为呼吸困难一次又一次醒来，也许由于觉醒的时间非常短暂，以至于他的大脑都没有意识到，但是这种觉醒会分裂睡眠，导致睡眠的修复作用几乎为零。最终的结果就是，患者早晨起来时感觉和上床睡觉时一样昏昏沉沉。

接着恶性循环开始，碎片化睡眠生成困意、滋生睡眠需求（记住，这是原始内驱力）。如果睡眠质量过低，睡眠需求就得不到满足。

理想情况下，轻微睡眠障碍导致的睡眠质量低下可通过延长睡眠时间来解决。多睡几小时或午饭后安静地小睡一会儿，或许可以满足烦人的睡眠欲望，使你一整天都保持愉悦的心情。但是在延长睡眠时间也于事无补的情况下，你的睡眠质量会变得极其糟糕，感觉就算睡上整整一周也休息不充分。

让人欣慰的是，科学研究证实：6 ~ 7 小时的睡眠一般就能满足成年人的睡眠需求。许多有睡眠问题的患者认为，至少要睡 9 小时才感觉良好。如果对成年人进行调查，询问他们要睡多久才能达到最佳状态，大多数对睡眠问题不甚了解的人就会回答出高得离谱的数字。这也是有些调查分析人员和研究人员得出的，成年人所需睡眠时间平均为 8 小时的原因之一。根据纳撒尼尔·沃森（Nathaniel Watson）及其同事在 2015 年合作发表的论文，65 岁以上的人，每天的睡眠时间仅需 5 小时。

在美国，大约有 4 000 万人长期饱受睡眠障碍的困扰。其中，最重要的原因是，许多人因睡眠失常导致过度嗜睡，但人们无法总是通过"多睡"来解决问题。这就是困倦和疲劳的区别。要想改善睡眠，基本方法就是了解并量化你的困倦程度，然后据此调整应对的策略。

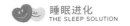
困倦程度自测

- 你现在是否昏昏欲睡？如果是，得 3 分。

- 阅读本书时，你是否竭力让自己保持清醒？如果是，得 1 分。

- 阅读本书时，你是否反复阅读同一段内容，或读两三页后一点儿印象都没有？如果是，得 1 分。

- 观看最喜爱的电视节目时，你是否因为睡着而错过了精彩绝伦的重要情节？如果是，得 1 分。

- 你是否会在做爱时呼呼大睡？如果是，得 1 分；如果另一半也是，得 2 分。

- 你是否会在公众场所睡着？如果是，得 1 分。

- 你是否会在吃东西的时候睡着？如果是，得 1 分。

- 你是否会在谈话过程中睡着？如果谈话对象是你的配偶，则不得分；如果是其他人，则得 5 分。

- 开车时你是否需要努力保持清醒？如果是，得 1 分。

　　睡眠医生通常会向患者询问诸如"困倦程度自测"中的问题，以便了解他们的困倦程度。然而，患者往往不会如实回答。

　　通常情况是，患者习惯性在我的候诊室里睡着，我会把他们叫醒，

7分钟后再问："你曾经有在公共场合睡着的经历吗？"他们往往会十分严肃地回答："没有。"因此，我强烈建议患者的伴侣一起来就诊，这样可以使我了解患者更加真实的情况，也可以使诊疗更有效。

埃普沃斯嗜睡量表（Epworth Sleepiness Scale）包含了8个问题，旨在客观评价个体的困倦程度，并从0 ~ 24分评级。总分越高，你的困倦程度就越高。大多数医生认为，9分以上为极度困倦。

表3.1 埃普沃斯嗜睡量表

假设情境	得分
条件允许的情况下，躺着休息时	
与别人交谈时	
阅读书刊报纸时	
看电视时	
在公众场所安静坐着时	
在无酒的午餐后静坐时	
连续乘坐汽车1小时后	
驾驶遇到堵车或红灯时	
总 分	

注：从不困倦（0）；困倦可能性较小（1）；困倦可能性中等（2）；困倦可能性大（3）。

通过以上困倦程度测试，你可以深入了解自己的睡眠问题与睡眠质量相关，还是与睡眠时长相关。如果得分较高，就说明你的睡眠问题由睡眠时长过短引起，然后你就可以着手解决这个问题了。但是如

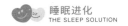
果得分较低，这意味着你的睡眠问题是由其他原因引起的，包括与睡眠质量相关的问题，如睡眠作息、睡眠卫生、睡眠感知以及睡眠结构，还有其他的一些外部影响，如情绪紊乱（焦虑或抑郁）、节食、药物及身体情况等。

情绪失控、脾气爆发，都是失眠惹的祸

2015 年，发表在《神经科学》（*Journal of Neuroscience*）期刊上的一份研究报告提出，睡眠剥夺可能会损害正确解读面部表情的能力。换言之，睡眠不足可能会让你对威胁性的表情产生误解。

在 2015 年的另一份研究中，塔尔玛·亨德勒（Talma Hendler）注意到，失眠与较低的情绪激发临界点有关系。简单来说，失眠不利于人们保持冷静，更容易引起脾气爆发。

睡眠的推手：运动与昼夜交替

现在你对困倦已经有所了解了，那你知道导致它的原因是什么，它又如何作用于机体吗？此时，了解机体如何萌生睡意以及对此产生影响的化学因子大有裨益。

我们体内有两大系统会引发睡意：内稳态系统（homeostatic

system）与昼夜节律系统（circadian system）。理想情况下，这两大系统协同引发睡意，使我们拥有高质量和充足的睡眠。

内稳态系统的功能是让机体恢复平衡状态，负责让工作的系统进入休息状态。你清醒的时间越长，驱使你睡觉以及让系统恢复平衡的动力就越强。同样，当你产生了尿意，却忽视尿意而不去上厕所时，尿意就会越来越强，直到你实在憋不住了，就会选择去厕所。内稳态系统就是这样推动体内平衡的。

一种名为腺苷（Adenosine）的化学物质对睡眠的内稳态系统起到了调节作用。腺苷会引发睡意，你清醒的时间越长，大脑积聚的腺苷就越多，你就越有可能感到困倦，这就是睡眠是原始内驱力的化学原理。

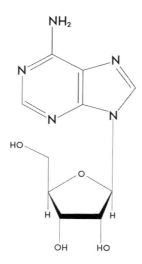

图 3.1　腺苷的化学式——一种引发睡意的物质

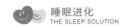
咖啡因会抑制腺苷的积聚。你是否思考过，为什么喝了红牛饮料后，你会像打了鸡血一样亢奋？这是咖啡因的功效（一罐红牛约含 80 毫克咖啡因，或每盎司 ① 红牛约含 9.64 毫克咖啡因）。如果一罐红牛不足以让你精神振奋，那就来一杯星巴克双份浓缩咖啡（每盎司含 20 毫克咖啡因），或一份意式浓缩咖啡（每盎司含 50 毫克咖啡因）。一些新上市的强效功能性饮料，每盎司的咖啡因含量甚至超过了 100 毫克。

为什么这类饮料的效力如此强劲？倘若你在凌晨 4 : 30 起床，如果不喝点儿含咖啡因的饮料，你会发现自己完全没有办法清醒地工作。尽管你非常渴望睡觉，但这类饮料会暂时阻止你大脑中积聚的腺苷产生效力。新近研究还表明，咖啡因可能会干扰大脑感知时间的能力，它会让我们下意识认为实际时间没那么晚，因此到睡觉时间时，我们感觉不怎么困，然后就引发了一系列与睡眠时间相关的问题。

体力活动同样会促进腺苷的积聚，因此，耗费的体力越多，你就越有可能感到困倦。运动可以促进睡眠，辛苦工作通常也是对付偶尔睡眠困难的法宝。

> 安睡 小贴士　锻炼很有益，但不要在一天中太晚的时间进行。尽量每天尝试锻炼至少 30 分钟，但要在睡前 2~3 小时结束锻炼。

---

① 1 盎司 =29.75 毫升

腺苷和内稳态系统只是所有能驱动睡眠的因素的一部分。此外，光线（通常是阳光）对睡眠的影响也是举足轻重的。所以，大多数人习惯日出而作，日落而息，这绝非偶然现象。你曾经思考过造成这种现象的原因吗？你认为是进化和遗传致使我们厌恶黑暗而追逐光明的吗？事实不完全是这样。

不妨想想腺苷，如果它可以无限积聚，到午饭时我们就会感到昏昏欲睡，到下午 4：00 就会感觉大脑一片混沌。另外，如果考虑到内稳态系统，我们不睡觉的时间越长，困倦程度就越明显。

然而多数情况下，困倦程度在上午 9：00 和晚上 9：00 相差无几，这说明睡眠机制并非通过腺苷和内稳态系统运行，那么睡眠机制是如何工作的呢？令我们白天的困倦程度保持低位的其他因素又是什么呢？

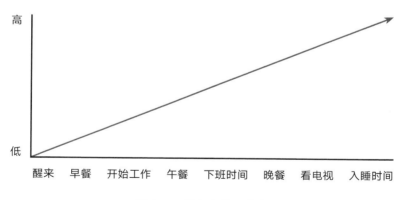

图 3.2　困意上升示意图

物种能否生存取决于多种因素，充足的食物是诸多因素中最无关紧要的一个。一株牵牛花，和其他牵牛花一起在田野中随风摇动。太

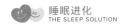
阳升起时，它舒展花瓣，享受阳光；太阳下山时，它为保护自己而在夜间闭合。日复一日，年复一年，几乎没有变化。随着时间流逝，生命体为适应环境做出的变化，对它们的生存至关重要，而且这些改变会世代相传。你是否思考过这种适应性究竟有多重要？

试着把一枝牵牛花放到与外界光线隔绝的温室里，并设置 12 小时制或 24 小时制光线变化周期，你会发现牵牛花可以茁壮成长。随后，在保持其他条件不变的情况下，突然随机闭合光源，你会发现，即使光照总量保持恒定，随机受光也会严重扰乱牵牛花的自然节律，导致其枯萎死亡。阳光及昼夜更替与生物体之间的联系是昼夜节律系统的基石。

人体的昼夜节律系统会受到褪黑素（Melatonin，一种不同于腺苷的化学物质）的促进作用。我确信，本书的许多读者正在服用或一度服用过褪黑素来改善自己的睡眠。

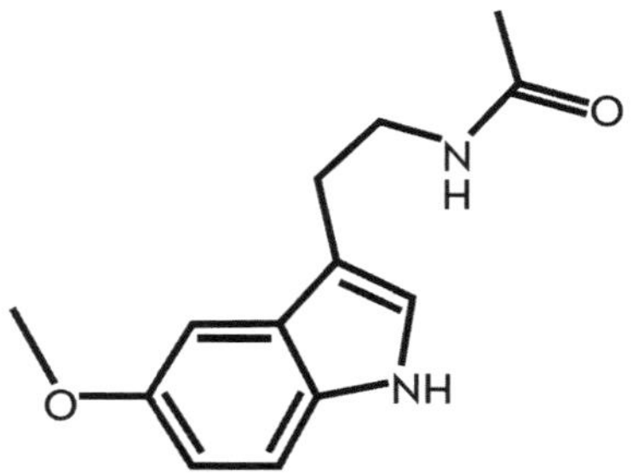

图 3.3　褪黑素：在黑暗环境中释放，让你变得困倦

褪黑素在我们处于黑暗环境中时开始分泌。当你的眼睛（视网膜）

感受不到光线时，一组本质上为视网膜感光神经节的细胞（intrinsically photosensitive retinal ganglion cells，简称 ipRGCs）负责接收信号并发送至视交叉上核（suprachiasmatic nucleus，简称 SCN）。SCN 相当于大脑的计时器，它促使松果体（大脑中的一种腺体，与豌豆大小相当）释放褪黑素。由于褪黑素会让我们犯困，所以我们通常在夜晚更加困倦，在白天相对清醒。

颇为有趣的是，褪黑素对浣熊产生的作用是相反的，这对浣熊是非常有利的，因为它要在夜间悄悄找寻垃圾桶以获取食物。

大脑的昼夜节律调节器位于 SCN 内部，能够调节白天积聚的睡眠稳态压力，它还会改变睡眠稳态压力曲线的走向，如图 3.4 所示。

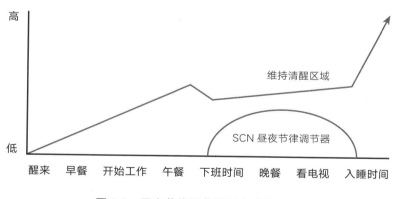

图 3.4　昼夜节律调节器是夜晚的救星

在白天，促进睡眠的强大内稳态压力不断受到抑制。因此，你能克服困倦，完成其他事情。然而，随着就寝时间临近，SCN 不再受到抑制，褪黑素大量释放，睡眠随之而来。值得注意的是，在昼夜

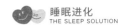

节律系统发挥作用前，我们会在午餐后产生困意。这种困劲儿使人们午餐后迫切希望能够小憩一会儿。这种支持每日午睡的文化是正确的吗？在我看来，只要不影响晚上的睡眠，午睡一会儿是有好处的。

内稳态与昼夜节律两大系统是睡眠的基础，系统内的化学反应解释了睡觉相关行为发生的根本原因。在漫长的进化过程中，人类与动物体内逐渐形成了这些非常复杂且精密的体系，并且，它们被较为完整地保存了下来。

谁在开启和中止睡眠

人类的睡眠"开关"或许已经在果蝇身上找到了答案。2001 年，拉维·阿拉达（Ravi Allada）在西北大学做了大量的研究工作，研究结果说明了大脑的 SCN 中可能存在开启和中止睡眠的核心因素。他发现，当一组神经细胞表现出高度钠活性时，这些细胞会张开，使大脑保持清醒。然而，当这些细胞表现出高度钾活性时，细胞会闭合，最终促进睡眠。对这种"自行车踏板"似的机制的了解有望在未来破解更多关于睡眠的奥秘。

虽然拥有这些绝妙且运转良好的系统，但你的睡眠可能依然很糟糕，是哪里出现了问题呢？最有可能的情况是，这些系统运行得不错，但你在某种程度上对它们进行了干扰。让我们对睡眠进行更深入的了解，你就会知道如何才能使自己睡得更加香甜。

祝贺你！你正在了解自己的睡眠，同时摆脱多年来关于睡眠的一切错误信息。你的睡眠问题不是由大脑的异常运转引起的，不用过于担心。读完本书，你就会掌握睡眠问题的解决方案，让自己睡个好觉。

> **安睡** 小贴士
>
> 下午 3 点以后不要小睡。午睡可以帮助弥补缺失的睡眠，但是午后的小睡可能会造成夜间更难入睡。

第4章

了解睡眠三阶段，重建睡眠认知

人们对睡眠阶段有很多不正确的认识，很多人总是喜欢把诸如深度睡眠、快速眼动睡眠（rapid eye movement sleep，以下简称"REM睡眠"）这样的专业术语挂在嘴边，他们侃侃而谈，却不知道自己到底在说些什么。本章旨在帮你了解睡眠知识，这样在看医生时，你就可以省去一些麻烦，能够更加准确地描述困扰自己的睡眠问题。

事实上，我经常让重要的家属和患者一起来我的诊断室，以从另一个角度获取患者的信息。由此，我发现抱怨自己整夜失眠的患者总是遭到另一半的嘲笑，这种情况在我的诊断室屡见不鲜。

患者说："最近4天我根本就没睡过。"这时如果我转头望向他的伴侣，就会发现对方脸上呈现出难以言状的表情，像是一种微妙且难以捉摸的狡黠笑容。每逢这时，我都会问："为什么你流露出这样的表情？"患者的另一半往往会对患者发出疑问："我上床睡觉的时候，听到了明显的鼾声，你却说你根本没有睡着，那么你是在装睡吗？"

接下来通常是，双方陷入尴尬的沉默，一脸的困窘。然后，患者打破了沉默，为了证明他没有说谎，他开始细致地描述那晚的情况，还会加上确切的时间来证明自己的确失眠了。然而他的话经常会遭到另一半的反驳："我只知道，我晚上起来上厕所，还有早上起床穿衣服的时候，都听到了你发出的呼噜声。"说完，另一半就把胳膊交叉在胸前，等着他对此做出解释。

你对自身睡眠的认知，不一定符合自己真实的睡眠情况。某种程度上，一个人对自身睡眠的认知（认为自己睡得好或不好）是由不同的睡眠阶段和个体的睡眠知觉共同决定的。睡眠的各个阶段和个体度过这些阶段的状态非常重要。下面就让我们一起了解一下。

主观认知很重要

患者会讲述一些细节，用来描述自己的睡眠好或不好，这些表述不一定准确，但并非不重要。艾丽斯·阿拉平（Iris Alapin）等人的研究表明，我们对自身睡眠的感知及我们给自己贴的标签，可能暗示了自己日间的表现情况，而非实际睡眠质量。

换言之，假如你的实际睡眠质量很低，而你却自以为睡得不错，那么说明你的身体很有可能在白天运转得不错，堪比高质量睡眠带来的修复作用。

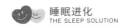
令人吃惊的是，寻求办法解决睡眠问题的患者，把大量错误的信息当作事实对待。大多数人不了解深度睡眠和 REM 睡眠的真正含义及其生理功能，他们往往把二者混为一谈。

为了说明深度睡眠与 REM 睡眠的区别，请看下面的示意图。

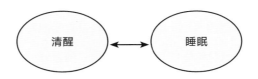

图 4.1 清醒与睡眠的关系图

人们要么处于清醒状态，要么处于睡眠状态。

睡眠本身可分为三个重要的阶段。浅睡眠阶段是睡眠的基本阶段，它是清醒状态到深度睡眠的过渡阶段。深度睡眠是修复效果最显著的阶段，须经由浅睡眠阶段才可达到。

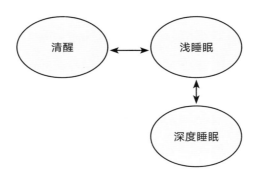

图 4.2 睡眠阶级划分

第三种是 REM 睡眠阶段，处于这一阶段的人常常会做大量的梦（其他阶段也有可能做梦，本章稍后会进一步讨论）。这一时期的典型案例可参见图 4.3。

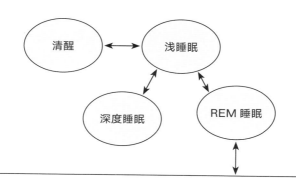

图 4.3　睡眠三阶段（附带本人最喜欢的梦境）

注意，浅睡眠阶段是通往深度睡眠和 REM 睡眠的途径，很少有直接从清醒状态进入 REM 睡眠或深度睡眠的情况。此外，深度睡眠一般不会直接过渡到 REM 睡眠，如果这种情况发生了，我们往往可以借此了解患者睡眠问题的症结所在。

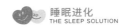

正常情况下，人的睡眠往往是三种睡眠阶段的循环往复。有时我们会用睡眠结构图表示各个睡眠阶段的转变，图 4.4 所示的睡眠结构图是理想状态下的睡眠过程。如图 4.4，个体从清醒状态逐渐进入短暂的浅睡眠阶段，再由浅睡眠阶段转入深度睡眠阶段。尽管在此过程中直线经由 REM 睡眠到达浅睡眠阶段，但此过程中不存在 REM 睡眠，因为直线没有朝水平方向移动。

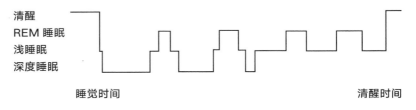

图 4.4　个体睡眠跟踪结构简图

科学家们一贯使用此图追踪个体的睡眠轨迹。这样可以很容易地观察到睡眠是怎样基于浅睡眠阶段进行的。睡眠的这些阶段从浅睡眠阶段到 REM 睡眠结束，然后又重新开始浅睡眠阶段，这种循环往复对睡眠的正常运行尤为重要。睡眠的每个阶段都有其特定的作用，一旦紊乱，将会带来相应的不良后果。

REM 睡眠：梦的高峰期

20 世纪 50 年代，芝加哥大学的研究生尤金·阿瑟瑞斯基（Eugene Aserinsky）注意到，孩子熟睡后，会出现眼球沿不同方向快速转动的情况。他与导师纳撒尼尔·克莱特曼（Nathaniel Kleitman）分享了这一发现，后者通过观察自己女儿的睡眠，验证了这一说法。

不同于 DNA 的发现者詹姆斯·沃森（James Waston）和弗朗西斯·克里克（Francis Crick），他们从同僚罗莎琳德·富兰克林（Rosalind Franklin）手中夺走了发现 DNA 的大部分功劳，品德高尚的克莱特曼并没有抢占功劳，他认为自己的学生才是发现 REM 睡眠的第一人，他们师生二人共同将此发现命名为 REM 睡眠。

为了研究 REM 睡眠，克莱特曼与阿瑟瑞斯基通过电极测量了人体的脑部活动、眼部运动和肌肉活动，还使用了现代睡眠研究的基础技术——多导睡眠图。通过这些研究，他们发现，REM 睡眠期的脑部活动与清醒时期的脑部活动十分相似。此外，进一步的研究表明，REM 睡眠期的肌肉活动微乎其微，与清醒时期高度活跃的肌肉形成了鲜明对比。

接下来，克莱特曼和阿瑟瑞斯基师生二人开始通过唤醒处于 REM 睡眠期的受试者，进行深入研究。被唤醒后，近 70% 的受试者都声称自己刚才在做梦。尽管新近睡眠理论表明，人们处于深度睡眠期间也会做梦，但总而言之，REM 睡眠期是做梦最频繁的睡眠阶段。

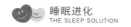
约 1/4 的人体睡眠属于 REM 睡眠，每个 REM 睡眠期持续 20 ~ 40 分钟，每晚通常循环 4 ~ 5 次。随着睡眠时间延长，REM 睡眠期逐渐延长，因而后半夜的周期比前半夜更长。最长的 REM 睡眠期通常随人体第二天早晨醒来而终止，这正是你一边睡眼惺忪挣扎着从床上爬起来一边还迷迷糊糊沉浸在梦中的原因。

REM 睡眠探索实验

如果你保持着相对稳定的睡眠时间，即每天的就寝时间和起床时间比较固定，那么你可以尝试这个实验。

本实验所需要的辅助工具是一张纸和一支笔，你需要记录下你的睡眠在实验过程中的一些变化。

1. 把闹钟时间调至比日常起床时间早 30 ~ 45 分钟。

2. 上床睡觉。

3. 当闹钟响时，你是否还处于梦境之中？由于醒来的时间比以往早，你的睡眠阶段很可能正巧位于夜间最长的 REM 睡眠期。从睡梦中醒来时，人们通常会记得刚才的梦境。如果有人声称自己没有做梦，那么他可能的确没有做梦，或者他做梦了，只是忘记了。

4. 此次实验的一两天后，你也许会从某个奇怪的梦中醒来。

5. 接下来几周都像这样把闹钟的定时提前，你会觉察到自己从睡梦到清醒所需的时间越来越短了。这是大脑在适应新的起床时间后，调节 REM 睡眠周期进行补偿的结果。大脑不愿意在 REM 睡眠期中醒来，于是采取措施阻止。一旦出现这种情况，你就成功地完成了这个实验。

6. 把闹钟调回你初始的起床时间，你需要有足够的睡眠。

REM 睡眠通常始于入睡 90 分钟后，即在短暂的浅睡眠阶段和深度睡眠阶段循环之后。从入睡到第一个 REM 睡眠开始的这段时期叫作 REM 潜伏期，测量 REM 潜伏期有利于睡眠研究。在缺少睡眠、患有抑郁症或嗜睡症、会猝倒的患者身上都可以看到 REM 潜伏期缩短的情况，而饮酒或服用 REM 抑制药物则会使潜伏期延长。

鲜有人明白 REM 睡眠的作用。REM 睡眠是记忆处理的基础环节。后来，研究人员还发现，REM 睡眠紊乱会引发记忆困难之外的其他认知困难，包括注意力涣散、精神不集中以及潜在的情绪障碍，但 REM 睡眠紊乱与困倦没有明显关联。

REM 睡眠最不同寻常的作用或许在于它对感知疼痛的调节能力。过去，大部分人认为疼痛感知与糟糕的睡眠有关。

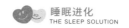
疼痛→糟糕的睡眠

从这个角度出发，如果人们容易感到疼痛，那么其睡眠质量一般比较糟糕。大量的研究从反向出发，以确定糟糕的睡眠是否真的会导致更加敏感的疼痛感知。

糟糕的睡眠→疼痛

通过研究在各种各样的场合下睡觉的受试者，许多研究显示，身体健康的受试者在 REM 睡眠被剥夺后，更容易感到疼痛。

蒂莫西·勒尔斯 (Timothy Roehrs) 曾进行过一项实验：为了确定受试者所处的睡眠阶段，他们受到严密监测。进入决定性的 REM 睡眠期时，他们被立刻叫醒，被要求完成为时 15 分钟的警觉任务后才能继续睡觉。通过这种方式，蒂莫西有选择性地使受试者的 REM 睡眠大幅减少。实验后，研究人员测量了他们忍受疼痛的能力，结果表明，被剥夺 REM 睡眠的受试者忍受疼痛的能力较差。更令人印象深刻的是，在相对短暂的 REM 睡眠被剥夺后，即使只有 4 小时，这种影响也清晰可见。

研究人员认为，睡眠紊乱除了会导致人们忍受疼痛的能力下降，还与慢性疼痛疾病有关。2015 年的一项研究发现，受伤后，睡眠不足的老鼠比休息充分的老鼠更有可能遭受慢性疼痛的折磨。

REM 睡眠期间，人体会发生各种不可思议的状况，或许谈论它们可以使你的聚会更加有趣。

例如，人类是恒温动物，这意味着我们的身体会产热。某种程度上，在炎热的天气大汗淋漓，在寒冷的天气瑟瑟发抖，都是我们在根据不同的环境条件调节自己的体温。像蛇这样的变温动物（也称冷血动物），其体温随环境温度的变化而变化，它们不得不在温暖的岩石上沐浴阳光，以使自身的体温不至于太低。

有趣的是，当你在 REM 睡眠期间进入梦乡时，调节体温的功能就会消失，也就是说，做梦时，大脑完全暂停了重要且复杂的体温调节工作。

浅睡眠：晚间睡眠的基础

正如每项伟大的发明都需要坚实的基础，我们的睡眠也一样，浅睡眠是晚间动态睡眠的基础。浅睡眠是指介于完全有意识的清醒状态和深度睡眠或 REM 睡眠之间的阶段。在此阶段，大部分人通常都没有意识，但也有些人可以保持一定程度的意识。从这个阶段醒来一般都很容易，故而这个阶段相对也比较脆弱。

浅睡眠阶段可继续划分为两个阶段，分别为 N1 阶段和 N2 阶段。N1 阶段在正常的成人睡眠中仅占 5% 左右，在此阶段，脑电波开始减缓，象征清醒的快速眼球运动减缓，肌肉活动也开始减少，大脑由清醒进入睡眠。这些变化会持续到 N2 阶段，即浅睡眠的深层阶段。N2 阶段独有的睡眠纺锤波、K-复合波等脑电波模式，可以帮助睡眠研究人员区分 N1 阶段与 N2 阶段。

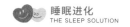

个体睡眠时间的 50% 几乎都处于 N2 阶段。进入 N2 阶段后，其他睡眠阶段才会紧随而来（见图 4.6）。从诊断角度看，这非常重要。如果在向深度睡眠和 REM 睡眠过渡时受到干扰，患者的睡眠就会在 N2 阶段停留更长的时间。由于浅睡对人体的修复作用不大，患者将感到睡眠质量较差，没有补足体力。在某些情况下，他或许会觉得自己根本没有睡着。现在你明白为什么他会抱怨自己从未睡着了吧，实际上他睡着了，只是他的浅睡眠时间太长了。

深度睡眠：修复一天的疲劳

受睡眠问题困扰的患者似乎对深度睡眠了解得最少。有些祖父母会对孩子发表这些金玉良言："零点之后再睡对你的身体一点儿好处也没有。"和"零点之前的一小时睡眠抵得上之后的两小时。"

尽管这些忠告有明显错误，但它们揭示了深度睡眠的功能和发生的时间，深度睡眠阶段即睡眠专家所说的 N3 睡眠阶段。

处于深度睡眠阶段的人，他的脑电图以慢波呈现，故深度睡眠有时也叫作慢波睡眠或 delta 波睡眠，delta 波是脑电图中最慢的波。早年，深度睡眠被进一步分为两个独立阶段——第 3 阶段和第 4 阶段。这种划分基于 30 秒睡眠区域的慢波量（称为一个相），第 4 阶段的慢波量大于第 3 阶段。我们在此不作划分，统称为 N3 睡眠。

通常情况下，深度睡眠的时间占成年人总睡眠时间的 25%，且大部分发生于午夜前。它能让人第二天充满活力，这或许就是上面两句老话的依据。为什么深度睡眠具有修复作用呢？主要原因是深度睡眠期间是生长激素（growth hormone）分泌最多的时段。即便是对于发育完成的成人，生长激素也十分重要，因为它有助于保持身体的年轻健康和机能良好。

虽然生长激素如此强大，但你并不需要人为地去增加它。只要确保晚间的深度睡眠，你那聪慧的大脑就会在你入眠后分泌出你所需要的生长激素，让你在第二天满血复活！此外，生长激素还有利于强肌健骨、从伤痛中恢复以及提高免疫力。

是不是有了生长激素，我们就可以青春永驻了呢？遗憾的是，并非如此。随着个体的衰老，深度睡眠时间会相应减少，生长激素分泌量也随之减少。

儿童的深度睡眠时间就相当长。你是否有过开车带孩子探望祖父母的经历？因为太久没见，你和孩子待到很晚才离开，等到上路时已是晚上 11：00 了，孩子坐在车座上，头靠着窗户就进入了甜美的梦乡。他们睡得那么香，以至于你把他们从车上抱进房间，为他们脱下衣服、穿上睡衣，他们都浑然不知，依然还在熟睡中。这就是优质的深度睡眠。

当我们渐渐长大，生长激素随着深度睡眠的减少而减少。深度睡眠不足常常会使人感到非常困倦，并为睡眠问题抓狂。

有以上了解后，当你再次在重要场合昏昏欲睡时，就应该明白，这是有力且清晰的信号，提醒你平时缺乏深度睡眠，你正为此付出代价！

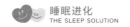

睡眠循环：把控睡眠节奏，展现你的最佳状态

健康睡眠的不同阶段的循环模式是可预测的。大脑中的复杂化学反应推动一个阶段过渡到下一阶段。研究睡眠时，通过追踪睡眠阶段可得到睡眠阶段的可视化形式，即睡眠结构图（图4.5）。

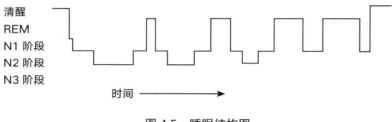

图 4.5　睡眠结构图

这张图是不是有些眼熟呢？因为它已经出现过一次了。不同于图4.4，图4.5中，我把睡眠阶段的名称更改为对应的科学术语。为了加深你对睡眠过程的了解，这张图在本章出现了两次。

如图4.5所示，随着时间流逝，REM周期逐渐变长，大部分深度睡眠出现在上半夜。借助这些知识，你可以更好地理解：为什么睡眠呼吸暂停综合征患者会呈现出不寻常的做梦行为，为什么失眠患者常常准点醒来。

在整本书中，我都会参考此类睡眠结构图，以帮助你理解睡眠紊乱情况下的睡眠模式。

睡眠结构图所表现的是个体在夜间正常的睡眠周期变化情况。请注意，睡眠并非直接从清醒状态进入浅睡眠、深睡眠再到REM睡眠。

图 4.6 表现的是睡眠阶段的正常和反常路径。这张图真实地体现了 N2 睡眠在正常睡眠中的核心地位。

沿着实线所指的路径，即正常的睡眠阶段变化路径，人们往往从清醒状态经由 N1 阶段到 N2 阶段，然后进入 N3 阶段，再回到 N2 阶段，进入 REM 睡眠阶段，如此循环往复，最终沿着实线回到清醒状态。

接下来我们思考一下反常的睡眠阶段变化路径，即图中虚线所指的路径。一个人从清醒状态突然进入 REM 睡眠的这种异常现象叫作猝倒症（Cataplexy）。图 4.7 是其在睡眠结构图上的反映。

思考一下相反的情形，即患者直接从 REM 睡眠中醒来了，如图 4.8。这说明患者在做噩梦或处于睡眠麻痹（sleep paralysis）模式，也是不正常的情况。

沿着图 4.6 虚线组成的路径，我们可以建立很多罕见或反常的睡眠结构图。除了图 4.7 和图 4.8 两种情况，从深度睡眠直接进入 REM 睡眠，或从 REM 睡眠直接进入深度睡眠也是不正常的。本书稍后将进行深入讨论，目前我只希望你对正常的睡眠机制有所认知。

你需要的最后一点小建议，可能与睡眠周期、睡眠结构图，以及如何规划睡眠从而使自己变得更加美丽、健康和成功有关。事实上，我们的睡眠通常以平均 90 分钟为一个周期，但这只是在理想情况下。

对此，有观点认为，我们所需的睡眠量是无关紧要的，只要确保睡眠总量是 90 分钟周期的整数倍即可。虽然这种说法有一定的科学依据，但它常被人利用，以获得惊人的好处。每个人的睡眠周期不同，

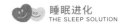

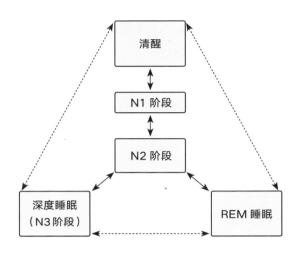

图 4.6　正常睡眠状态会经由 N2 睡眠阶段，如果越过 N2 睡眠阶段，说明睡眠出现了问题

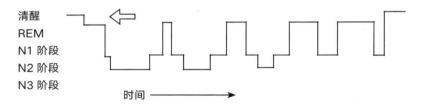

图 4.7　直接从清醒状态进入 REM 睡眠的患者的睡眠结构图

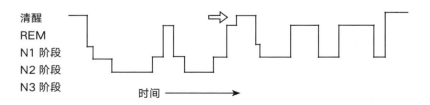

图 4.8　直接从 REM 睡眠进入清醒状态的患者的睡眠结构图

也许我的睡眠周期是 80 分钟，也许你的是 100 分钟，90 分钟的睡眠周期只是平均值。

同理，我们每晚通常会经过 4 ~ 6 个睡眠周期，这可能意味着我的第三个睡眠周期会比你的第三周期提前 1 小时结束。任何试图给睡眠周期定时的行为都是荒谬的。

作为对睡眠进行过深入研究的人，我可以告诉你，睡眠结构图只是一个大致模式，并非精确无误。如果说我们所需的睡眠量不重要，符合完整的睡眠周期才重要，这就好比说我们摄入的食物量不重要，饭后食用奶油甜点才重要，这毫无意义。遵循 "90 分钟睡眠周期定时法" 的人，长此以往会错失大量的睡眠时间。

下面的案例值得深思：

约翰习惯每晚 11：00 上床睡觉，早晨在 7：30 到 7：45 之间起床，按照这个作息时间，他每天体力充沛。一次，他在网上读到一篇文章，文章写道："如果你想成为像电影《永无止境》（*Limitless*）的主角布莱德利·库珀（Bradley Cooper）那样的人，那么请确保你的睡眠以 90 分钟为一个周期。"

为了符合 90 分钟的睡眠周期，约翰把闹钟定在早晨 6：30。他的睡眠时间从 8.5 小时缩减到了 7.5 小时，至少减少了 1 小时。结果可想而知，他疲惫不堪。

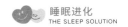

假如约翰只需 7.5 小时的睡眠，那对于他调整起床时间，我没有异议。我真正持有异议的地方是，为了符合 90 分钟的睡眠周期，约翰武断地减少了睡眠时间，实在是荒谬啊。倘若有早间会议，他必须在凌晨 5 : 00 起床，这种偶然情况是可接受的，也不会对他的精神状态长期造成不良影响。

不必刻意在 90 分钟睡眠周期后醒来，确保充足的睡眠量并努力保持规律作息，才是精力充沛的关键。

某些个人睡眠检测器（personal sleep monitor）会通过监测身体是否有轻微移动，来判断你的睡眠是否处于浅睡眠阶段，然后确保在浅睡眠阶段唤醒你。

从 REM 睡眠中醒来会让你感觉糟糕透顶，所以这种做法或许有一定的意义，然而迄今为止还没有一个强有力的研究能够证实它可以使人的表现更佳。这类唤醒方式或许只对那些无法做到作息规律的人有用，如轮班制下的倒班工人。为了确保自己在浅睡眠阶段醒来，最佳方法也许是让自己养成规律的起床时间。

现在你明白了，尽管这些天你感觉自己没怎么睡觉，但你的确睡觉了。你还确定了自己的困倦程度，了解了睡眠的结构，知道理想状态的睡眠，也就是你的睡眠目标是什么样的。仅仅 4 章内容，你就已经了解了这么多知识。

也许你的睡眠相当糟糕，你还在怀疑自己能否实现理想睡眠。相信我，继续阅读本书，你的睡眠问题一定可以得到解决。

良好的夜间睡眠能带来的好处

- 提升精力
- 提高学习能力
- 改善记忆力
- 增强自噬功能
- 改善免疫系统功能
- 提高注意力
- 缓解压力
- 延长预期寿命
- 降低超重的风险
- 提高选择健康食物的能力
- 降低患阿尔茨海默病的风险
- 降低患 2 型糖尿病等慢性疾病的风险

第5章

是什么在影响你的入睡速度？

看了这么多睡眠知识及其作用，你还能保持清醒继续阅读本书，真是令人惊奇。是什么魔法让你与沉睡的力量抗争，在长时间工作或学习之后依然能够保持清醒？难道只是因为大脑中一连串的化学反应吗？

实际上，是警觉在起作用。警觉有时也称唤醒，是睡眠医生用来描述大脑中清醒促进机制的医学术语。大多数时候，它会决定你何时醒来。对一些人来说，警觉运行得还不够好，所以才会发生交通事故等问题。还有些人的警觉运行得有些过头了，他们也许会在凌晨3:00醒来。当你的睡眠没问题时，警觉是最好的朋友，但在睡眠失调时，它摇身变成了你最大的敌人。

警觉不是一成不变的，它变幻莫测。试想你正在参加一个已经持续了45分钟的冗长会议，你看到发言人的嘴唇不停地动，但脑海中浮现的却是周末或回家路上需要从商店挑选什么商品，你在尽力忍住闭眼的冲动。

突然，上司停止发言，挖苦地问你是否需要枕头或毛毯。你的思绪立刻回到会议上，会议室瞬间静得能听到一根针落地的声音，所有人的目光都聚焦在你身上。你一边慌张地擦掉嘴角的口水，一边迷迷糊糊地回想自己刚才是不是真的睡着了。此时，你十分警觉，完全清醒了，呼吸急促且耳中跳动的脉搏声清晰可辨。现在，你对周围的一切感知清晰，没有任何困意。上一秒你还在酣然入睡，下一秒就困意全无，这就是警觉的作用。

让你注意力集中的任何事件或活动都会使你提高警觉，除了在会议中被上司抓到自己在睡觉，还有购物、吃饭、打开橱柜看到一只老鼠、听到火警报警器的鸣声以及观看紧张激烈的篮球比赛等。警觉随处可见，无处不在。

事物都有两面性，警觉也如此。在睡眠领域，警觉的另一面即为困倦。幸运的是，在读完第 3 章之后，你就已经成为困倦知识的专家了。

随着警觉性降低，入睡的概率随之增加。反过来，随着睡觉的欲望降低，个体变得更加警觉。警觉的变化将决定个体是否可以保持清醒，这并不令人惊奇。

有时，夜晚从睡梦中醒来时，你会看到黑漆漆的、寂静无声的房间，还有身旁酣然入睡的伴侣，你翻个身，继续进入甜美的梦乡。这种情况下，你的警觉性很低，有时甚至记不起自己曾醒来过。然而，如果半夜从睡梦中醒来，你惊异地发现自己身旁是一个长着乱蓬蓬红发、脚蹬大鞋子的小丑，那么你的警觉性会瞬间升高，睡意全无。

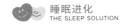

促进清醒的化学物质：组胺、多巴胺、增食欲素

多个世纪以来，人们认为睡眠的反面就是清醒。简而言之，人们认为困倦与清醒就像照明开关，非开即关。你醒着时，大脑就处于"开灯"状态；你睡觉时，大脑就处于"关灯"状态。然而，大脑控制困倦的过程与控制清醒的过程截然不同，掌握这个概念对我们来说十分重要。

我们已经知道，腺苷和褪黑素等化学物质会使我们产生困意。那又有哪些化学物质有助于我们保持清醒状态呢？

我们需要了解的第一种化学物质是组胺（Histamine），它是大脑中促进清醒的化学物质。

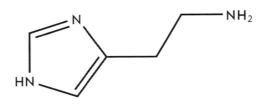

图 5.1　注意！不要服用抗组胺药来促进睡眠

了解了这一点之后，你就知道对组胺起抑制作用的药物会让我们变得昏昏欲睡。此外，它还有助于治疗过敏和晕动病。

但是注意，千万不要服用抗组胺药来促进睡眠。这种药物会引发记忆和认知问题，得不偿失。

抗组胺药物与痴呆症

2015 年，《美国医学会杂志》（*Journal of the American Medical Association*）发表了一份关于抑制化学物质乙酰胆碱的药物的研究调查结果。

阿尔茨海默病患者有乙酰胆碱不足的特征，所以这类抗乙酰胆碱的药物与阿尔茨海默病有密切的联系。苯海拉明等抗组胺药物也在研究中被提及，研究认为，由于许多抗组胺药物同时具有抗乙酰胆碱作用，所以长期服用此类药物会增加罹患痴呆症的风险。

顺便说一下，除了第一代抗组胺药物，研究还列入了奥昔布宁等抗毒蕈碱药物，及盐酸阿米替林等三环抗抑郁药物，它们均与痴呆症有关。我接触过许多有睡眠问题的患者，他们真正的问题在于睡眠呼吸暂停综合征，然而他们在晚上服用奥昔布宁和阿米替林来帮助入睡。换言之，为了睡个好觉，每晚服用大量抗乙酰胆碱药物对许多人来说已经不是什么稀奇事。如果你也是其中的一员，那么你应该重视这些药物的副作用了。

促进清醒的另一重要化学物质是多巴胺（Dopamine），它在人体

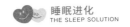

内起着多种作用。由于帕金森病患者体内缺乏多巴胺，因此它在促进人体动作协调流畅方面的重要性就凸显出来了。多巴胺还是传导快乐的神经递质，所以不论何时我们做一些有趣的事，大脑都会释放少量多巴胺。遗憾的是，一些人因为渴望得到大量多巴胺，造成了某种成瘾行为。多巴胺在成瘾行为中常常扮演中心角色。

除在刺激、运动和愉悦等方面起作用外，多巴胺对大脑保持清醒也起着举足轻重的作用，这也是患有轻微帕金森病的患者总是昏昏沉沉的原因。许多帕金森病患者由于多巴胺匮乏，最终导致了他们的睡眠问题。这些患者很有可能患有 REM 行为障碍，即在 REM 睡眠期的正常麻痹受损，结果表现为梦多、梦乱。

此外，帕金森病患者通常也患有不安腿综合征，他们夜晚肢体抽动频繁，白天又极度困倦。由此导致的睡眠欲望通常会引发不规律的随机睡眠。

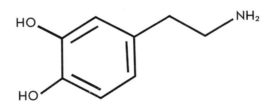

图 5.2　多巴胺：传导快乐的神经递质

近期另一种促进清醒的化学物质被发现了，即增食欲素（Orexin，或称下丘脑分泌素）。增食欲素和下丘脑分泌素由两个不同的实验室发现并命名，它们实际上是同一种化学物质。我查阅了较权威的维基百科，决定使用增食欲素这一名称，因为下丘脑分泌素的定义有歧义。

增食欲素缺乏是引起发作性睡病的原因。因为缺乏足够的增食欲素，发作性睡病患者会出现极度困倦的状态。我们将在第 15 章详细讨论发作性睡病与增食欲素、多巴胺的相关情况。在此，你只需要认识到这些化学物质有利于促进清醒。

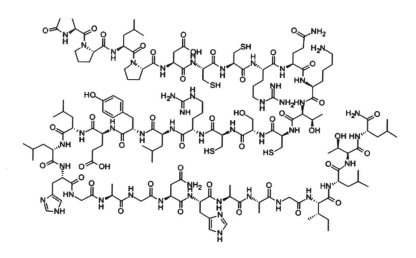

图 5.3　增食欲素缺乏，会让人极度困倦

清醒时的状态，决定了你能否睡得香

说到困倦就要想到腺苷和褪黑素，说到清醒、警觉或唤醒就要想到组胺、多巴胺和增食欲素。你可以把它们想象成由对抗力量组成的两大阵营，如图 5.4 (a) 所示。

正常情况下，早晨清醒时，个体的警觉性达到基准水平，因为前

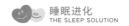

一晚的睡眠使大脑中的腺苷水平降低，所以个体的困倦程度也较低，如图 5.4 (b) 所示。

随着白天时间的流逝，人们在长时间处于清醒状态后，困倦程度逐渐开始升高，如图 5.4 (c) 所示。

警觉性可能在白天的各种时刻降低，比如在冗长的会议期间、无聊的驾驶时间等。如果困倦相比警觉占据了上风，就会引发睡眠，如图 5.4 (d) 所示。

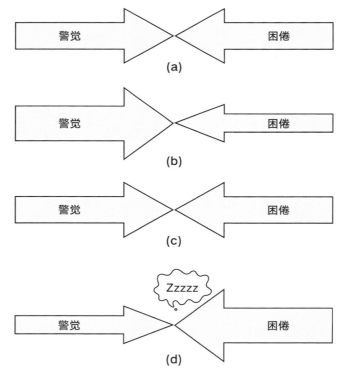

图 5.4　警觉与困倦对抗图

这是日间过度嗜睡（excessive daytime sleepiness，简称 EDS）的表现，这种情况在我们的生活中非常常见。只要白天有多余的睡眠，那就属于 EDS。为了使自己在白天开车时保持清醒，你需要更高的警觉性，有时这意味着你需要在 -2℃时，同时打开车窗和空调，也可能意味着你需要跟着电台哼唱，并不停地吃菲乐多香辣味玉米片和喝美乐耶乐饮料。

然而最终你会发现，不管怎么折腾也无法战胜困倦的强大力量。如上图所示，任何时候只要困倦占据了上风，人们就会进入睡眠状态。在晚上这是一件好事，困倦会在一天结束时席卷你的大脑，让你进入睡眠状态。但如果晚上睡眠不足，困倦带来的睡意就会在第二天白天的早些时候扑面而来。

为什么明明很困，一躺下就突然清醒？

另外一些人的问题则恰恰相反。经过一整天的辛勤劳作，他们会在白天产生同样的睡意，或许更多。他们工作得越努力，在健身房锻炼得越卖力，就会在傍晚下班回家时感到越加疲惫（见图 5.5）。悲哀的是，他们一旦上床，睡意就消失得无影无踪了，此前累积的腺苷没有起到作用。

为什么会出现这样的情况？就像一个困于荒岛上濒临饿死的人，竟然拒绝救援他的第一份食物，实在是说不过去啊。即便食物不对胃口，他也会狼吞虎咽。是何种力量阻止辛勤工作一天的人顺利入睡呢？

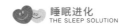
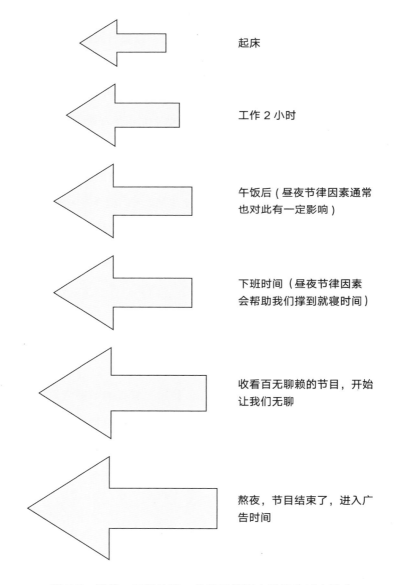

起床

工作 2 小时

午饭后（昼夜节律因素通常也对此有一定影响）

下班时间（昼夜节律因素会帮助我们撑到就寝时间）

收看百无聊赖的节目，开始让我们无聊

熬夜，节目结束了，进入广告时间

图 5.5　随着一天的流逝，代表困倦程度的箭头越来越大

我们知道，每个人都会睡觉。一个人清醒的时间越长，代表困倦的箭头就会越大。

看看这个代表困倦程度的箭头，随着白天时间的流逝，它变得越来越大了。白天的困倦程度不会时起时落，只会持续向前向上。清醒的时间越长，累积的腺苷就越多，身体想要睡觉的欲望就会越强烈。

许多人说："我通常在晚上 10∶00 或 11∶00 左右入睡，如果错过了这个时间，大脑就会不听使唤，变得异常活跃，我就睡不着了。"

先不考虑这一类话，而是先思考一下，代表困倦的箭头为什么会越来越大？从日出到日落，箭头从未有缩小的迹象。因此，晚上 10∶00 你可能就打算睡觉，如果此时你没有睡觉，而是决定过一小时再睡觉，随着时间的流逝，你会发现自己越来越困。

然而，为什么有的人尽管忙碌了一天却仍然难以入睡？我经常听到这样的情况：有些患者一边观看晚间新闻一边哈欠连天，但只要他们走进卧室准备睡觉，就会突然变得异常清醒。这是怎么回事呢？

有时，你可能会抱怨："该死，我本来困得都坚持不住了，可困意都跑到哪儿去了？为什么我睡不着？"其实困意并没有溜走，只是你的警觉性忽然提高了，就好像火警突然鸣响。这种状态通常伴随着沮丧、愤怒、怨恨，这些情绪只会让你变得更加警觉，从而更加难以入睡。突然醒来时，人们

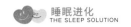

的警觉性也会提高，虽然这通常只是暂时现象，但也常常令人感到沮丧。

倏忽间，你感到失眠的压力，于是开始闪现这些想法："家里还有没有苯海拉明？我的妻子（或者丈夫）还有药吗？如果一小时内还是没有睡着，我就起床吃半片阿普唑仑或氯硝西泮。现在我就用秒表开始计时了，或许我也可以通过看电视来计时。不知道明天能不能请病假，不知道宇航员是否也存在失眠问题，我为什么要想到宇航员呢？天哪，我还是没有睡着，我到底有什么问题？为什么我心生悲凉呢？妈妈从来就没有爱过我……"

显而易见，这位患者不会立刻入睡。倘若每晚如此，患者就会对入睡这一行为更加畏惧。卧室里的舒适氛围往往会激发这样的感觉：这是我的床，墙上挂的是我在坎昆旅游的照片。是的，就是在这里，我的睡眠才会如此糟糕。许多失眠患者在宾馆或别人家才能睡得好一些，因为心理暗示会提醒他们糟糕的睡眠只在自己的卧室发生。于是，我经常听到患者说，他们在客房比在自己的房间里睡得好得多。

这些心理暗示会带来入睡的压力，进而产生警觉，难以入睡。就好比人们参加的失眠训练项目：回到家准备晚餐，吃饭，看电视，上床睡觉，担心是否还有安眠药，讨厌那些睡觉香甜的伴侣、家人，开始为睡眠焦虑不已。当困倦的箭头开始变大时，警觉的箭头在本应缩小的时候却急速成倍扩大，因此，困倦的箭头瞬间就显得微乎其微了。

警觉性小实验

首先，选定一位你熟悉的朋友，那个总是声称自己睡眠不错的朋友。他没有这样或那样的睡眠问题，只要躺在床上，他就会酣然入睡。在你眼中，他身体健康、生活幸福、充满活力，白天工作努力，夜晚睡得香甜。在你已经选好了心目中的睡眠良好者后，接下来就要开始警觉性小实验了。

现在，你需要准备一台打印机，按照以下模板给你的朋友写一封信。不要手写，不要注名，不要让你的朋友察觉这封信是你写的！

"我们已经绑架了你的猫（你的朋友十分珍爱、重视，无法舍弃的东西），从现在起，你的一举一动都在我们的密切监视之中，所以，不要尝试报警。我们的要求很简单，只要你今晚上床后，在 4 小时内入睡，明天你就可以看到你宝贝的猫了。"

确认你的朋友收到这封信之后，你的工作就是暗中观察和记录下他接下来的睡眠状况。

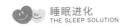

尽管这个实验听起来很荒谬,不过你可以抽时间尝试一下。你会发现,虽然你的朋友多年来睡眠质量都很不错,但是在阅读信件之后,困倦的他却焦虑到难以入眠。

是什么改变了呢?他现在是试图入睡而不是让睡眠自然而然地发生,就好像圣诞节前夜的孩子们,他们知道一觉醒来,就可以收到圣诞老人送给他们的礼物,但他们就是难以入睡。

这种现象在睡眠之外的领域也可以见到。20 世纪 60 年代末 70 年代初,史蒂夫·布拉斯(Steve Blass)是匹兹堡海盗队的投手,作为一名伟大的投手,他却在美国职业棒球大联盟赛季中出现了重大失误,突然失去了对棒球的控制。

此外,还有洛杉矶道奇队的二垒手史蒂夫·萨克斯(Steve Sax),我记得在一次比赛中,他出乎意料地没能把球精准投给一垒手。尽管经过长年累月的训练,这对他来说应该是轻而易举的事,但意外的情况还是发生了。更糟的是,一个人越是关注突然袭来的混乱,就越会感到不堪重负,情况也会越糟糕。

不像大多数教练,教导队员要更努力一些,布拉斯的教练因引导布拉斯放轻松而出名。过度担忧、压力和焦虑会破坏我们自然而然的那些行为。

布拉斯在热身赛时可以轻松投球，但在正式比赛中却没有办法展现自己的正常水平。大多数因提高警觉而失眠的患者也是如此。如果在晚上 11：00 按时上床睡觉，他们会因为无法入睡而导致失眠。然而，要是下班回家在沙发上看新闻，他们很快就会昏昏欲睡。

沙发和床的区别是什么？为什么会因此引发两种截然不同的结果？或许它们两者的区别就好比让人轻松自如的投手热身区和挤满观众的体育场的中央投手区之间的区别。

在某些方面，警觉和焦虑对我们是非常重要的。比如夜晚突发火灾时，如果没有它们，我们只会沉浸在美梦中，不会因刺鼻的烟雾惊醒，从而丢掉自己和家人的生命。此外，焦虑也可以使我们处于紧绷状态，不断审视和完善自己的工作。

警觉或唤醒可消除困倦，使我们保持清醒，但过度警觉也会引发真正的麻烦。

有许多力量促使我们困倦，同时也有许多力量促使我们清醒。两种力量不均衡时，就会导致睡眠问题。在这种情形下，重要的是我们要注意减少干扰睡眠的焦虑。

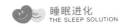
一定程度上，本书致力于通过让读者掌握更多的睡眠知识，以帮助他们减轻睡眠焦虑。

你知道你的睡眠问题到底是什么吗？是因为太过困倦吗？还是太过清醒？因为你在睡觉，所以很难了解你在夜间的睡眠情况。你睡了几小时呢？在回答这个问题之前，继续读下去，下一章的内容对你如何作答可能会产生巨大的影响。

第 6 章

失眠？可能是你的"错觉"

　　我在私人诊所接诊的第一位患者急切地向我诉苦，说她已经 6 个月没有睡过觉了。这位心急如焚的女士说的不是自己睡得很少，而是根本就没有睡着。她说这话时非常严肃和认真。

　　读过以上章节后，你已经知道这不可能，但她对此坚信不疑。为了解决这位患者的睡眠问题，首先我需要和她达成一种共识：每个人或多或少都会睡觉。当然，人类具备熬夜的能力，一些动机强烈的人还可以在高度人工的环境中挑战睡眠剥夺的极限，但也不会长达 6 个月。除此之外，我们都睡觉，包括我和这位坐在我的办公室里盯着我、等待着安眠药的满腹狐疑的女士。

　　"好吧，如果我睡觉的话，那么我是如何做到整夜观察钟表的变化的？整晚我都在看电视，偶尔也会起来熨衣服。"

　　"好吧，"我回答道，"你可能会醒来看看钟表、电视，但是你会在短暂的时间内再次进入浅睡眠。"

　　"你怎么知道我在干什么？你又没有和我睡在一起。"

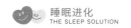

我的确没有，事情越描越黑。和自以为从未睡着过的人因睡眠问题而针锋相对，有时的确让我颇感头疼。

和大家分享一个小故事：一次，我和妻子埃姆斯去亚特兰大剧院观看《非常犯罪嫌疑人》（*The Usual Suspects*），我们落座时发现剧场人不多，空荡荡的。

影片片头是一个月黑风高的夜晚，一些心怀不轨的人东奔西走，在停靠在港口的一艘船上互相射击。这个片段还没结束，我的妻子就已经睡着了。

大约一小时后，她被影片中的一声巨响惊醒了，我猜想接下来会有更大的枪炮声，她却抢过话说："这部电影色调昏暗，节奏拖沓。"

在她看来，她只是让眼睛休息了一秒钟，殊不知自己已经睡了一小时。接下来的时间，她都在抱怨电影一点儿意思都没有，完全没有意识到自己已经错过了至关重要的电影情节。

几周后，我无意中听到她对别人说那部电影有多么差劲，这令我恼火，因为我喜欢那部电影。中途睡着影响了观影体验，她甚至不知道自己错过了一小时的电影情节。她没有意识到自己的知觉错误。

> 我的患者也是如此，她意识不到自己看表后就睡着了，再次醒来看表时，还以为自己中途没睡。实际上，在两次看表之间她处于睡眠状态。有时，患者甚至会梦到看表和其他的夜晚经常发生的事，从而混淆现实和梦境。

由于患者坚持认为自己没有睡觉，我们不得不为她安排夜间睡眠研究，以科学的方法评估和记录她的睡眠，再分析她的大脑活动和神经活动，从而精确了解她睡了多久。在阅读她的睡眠报告时，我看到她不仅睡着了，而且睡得很沉，就像一个醉酒的人。

当我和她再次见面一起回顾研究结果时，她对我讲的第一句话就是"告诉过你了吧"。

"告诉我什么了？"我问道。

"跟你说了我没睡觉。谁能在一堆导线粘在自己脑袋上并被人注视的情况下睡着呢？我头发上现在还有医用胶呢。"

"你不仅睡了，而且还睡了挺久。"我总结道。她晚上共睡了 6 小时 47 分钟，为了打消她的疑虑，我还准备了她的睡眠视频。当我向她展示研究结果时，她倏地站起来，眼睛里燃着怒火，把我当作空气不予理睬，然后转向端坐不语的丈夫抱怨道："我们走吧，我早和你说过，他太年轻了，根本做不了医生。"说完，她跺着脚怒气冲冲地离开了诊所。

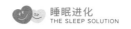
矛盾性失眠：睡了还是没睡，你的感觉不可靠

困扰这位女士的症状在医学上曾有过许多学名，最新的说法是矛盾性失眠症（paradoxical insomnia）。它是指患者在实际有睡眠的情况下认为自己没有睡觉，或与实际睡眠相比，认为自己睡了更短的时间。这种现象十分普遍。过去，人们称之为睡眠状态知觉错误（sleep state misperception），更早之前被叫作半醒睡眠（twilight sleep）。

在思考睡眠尤其是自己的睡眠时，你绝对要忘记所有你知道或你认为自己知道的关于睡眠的一切。我们总是受到错误睡眠信息的狂轰滥炸，例如，许多觉得自己整夜失眠的人事实上却睡眠正常，与此相反，许多人以为自己睡得不错，醒来时却发觉浑身疲惫，事实上他们睡得并不好。我就是后者，如果不信，你可以问问我那摘下耳塞后一脸疲倦的妻子。

我最喜欢向患者提的问题之一就是：你的鼾声听起来像什么？许多人都试图回答这个问题，这恰好说明获取个体睡眠情况的核心难题：人们无法作答，因为他们睡着了。有趣的是，我的患者并不会因此就放弃花很长时间详细解释自己的睡眠状况、睡眠行为以及睡眠背后的神经化学反应。曾经有一位患者向我抱怨自己的睡眠，她首先就以一种毋庸置疑的语气说自己的松果体已经"破碎"了。

在此提醒，松果体是大脑中在光的作用下会分泌褪黑素的一种豆状小体。这位女士没有任何证据，没有大脑的核磁共振成像图像，也没有任何创伤记录，什么都没有，只是因为这个说法恰好契合她的牢骚。

最后，事实证明，除了入睡稍微有点儿困难，她的睡眠没有任何问题。然而她却小题大做，以为情况糟糕到了不可收拾的地步。

当人们思考睡眠时，总会有一定限度的自由发挥。我曾经遇到一位腿骨折了的人，他抱怨说，包括钙调节在内的新陈代谢过程失灵导致了骨折。而大多数人只会说，他们因为摔倒而导致了骨折。尽管睡眠在很多方面都没有这样复杂，但我们常常言过其实，小题大做。

睡眠状态知觉错误实验

如果你已经结婚了，晚上和另一半躺在沙发上看电视。你们一直看电视，直到你的另一半抵挡不住困意，合眼睡觉。这时候，你看一下表，记录下他的入睡时间。当另一半醒来时，你再次看表，记录下他的醒来时间。计算出你的另一半睡了多久，然后问问他认为自己睡了多久，并把他的答案与实际时间进行对比。当然，你也可以对与你一起生活的其他人做此项实验。

这个实验的目的十分简单：证实我们的真实睡眠时间，通常与我们对睡眠时长的认知完全不同。我们往往低估自己的真实睡眠时间，有些焦虑或睡眠较轻的人常常会有这样的体验。如果你也有同样的问题，那么你要相信，自己并不孤单。正因为这一现象十分普遍，所以

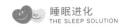
我才用整整一章内容来进行解释。同时，我们还要明白即使这些人睡着了，睡眠认知不足也绝非正常现象。我再说一次：即使你睡着了，但你感觉不到也不正常！

矛盾性失眠症不仅不正常，而且令人深受打击。人们喜欢睡觉，一旦睡眠失常，他们就会变得心烦意乱。

2010 年的一份研究表明，尽管矛盾性失眠症是主要问题，但还有许多阻塞性睡眠呼吸暂停综合征的表征与此相似。据报道，许多人由于睡眠知觉错误而感到心神不安、绝望无助，医生不得不使用电休克疗法帮助患者"体会"睡眠。

你可能没有失眠，只是需要感知并享受睡眠

每个人都有感知睡眠的权利。换言之，向你证明你在睡觉而你却没有任何感觉，并从此失去这种感觉，这不是我的意向。每个人都有享受睡眠带来的美好感觉的权利。如果有人与你同眠共枕，你睡觉前会感受到浓情蜜意，定好闹钟，然后熄灯，顺利入睡并获得整夜安睡，直到第二天早晨自然苏醒。这是我们的目标，我们能够实现。

对许多人而言，放轻松且明白自己没有失眠的危险时，矛盾性失眠症就会得到缓解。对另外一些人而言，这个过程则更为艰难。通过阅读本章，他们可以在更深层次上理解并描述问题，从而意识到自己比想象中睡得久。

睡眠焦虑，相当于创伤后的应激障碍

调查了具有创伤后应激障碍（post-traumatic stress disorder，简称 PTSD）记录和睡眠障碍的 32 名老兵后，M.R. 加达米（M.R.Ghadami）于 2015 年发表了他的研究成果。他的成果表明，这些过度觉醒的群体声称自己的平均睡眠时长为 4 小时 12 分钟，但他们的实际平均睡眠时长为 7 小时 6 分钟。他们估计的睡眠效率为 59.3%，意味着他们认为自己在床上时只有约 60% 的时间处于睡眠状态，而实际的睡眠效率为 81.2%。此外，他们估测自己平均要 76 分钟才能入睡，但事实是仅仅过了 20 分钟，他们就睡着了。

此项研究解释了 80% PTSD 患者患有矛盾性失眠症的原因，以及过度唤醒在我们的睡眠认知能力方面究竟起多大的作用。事实上，对许多苦苦挣扎难以入眠的人来说，他们可以把自己的睡眠焦虑看作轻微的 PTSD。

因此，如果你是那位嫌我太年轻当不了医生的女士，现在的我足够成熟，并且头发灰白了，但我还是要说，事实上你确实睡觉了。此外，我依然愿意帮助你，让你感受到比现在更多的睡眠。

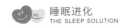
> **安睡** 小贴士
>
> 如果你整晚辗转反侧，认为自己一夜无眠，不妨大胆猜测自己患有矛盾性失眠症。

有时你感觉清醒但实际却在睡觉，有时你感觉还在睡觉实际却已经醒了，睡眠就是这样复杂。发生上述情况时，你的大脑又是如何记录的呢？继续读下去，你会知道大脑如何让你准时入眠。

第7章
生物钟：无须上发条的手表

2007 年，新英格兰爱国者橄榄球队（New England Patriots）在当年赛季的第一场赛事中因非法录制对手的比赛暗号而受罚，很大程度是因为他们对手的教练以前是爱国者队的教练。这条"间谍门"新闻一经曝出，就有人披露此类丑闻并非第一次发生，爱国者队之前就因此受到过警告。

许多人对该事件的反应是：为什么已经犯过一次错的爱国者队还是不长记性？答案很简单，假如一个队可以预知对方的下一步行动，相比于临场做出反应，它获胜的概率就大很多。

人体也是如此，就好像在进食或参加体育运动之前受到提醒，预测肠胃对大汉堡、炸薯条、奶昔的消化能力是人体消化顺畅的关键。

可人体是怎样做到的呢？答案就是昼夜节律，它制约着人体内的种种活动。虽然在第 3 章，我已经介绍过昼夜节律系统，但再用一章的篇幅讲它也不为过。昼夜节律是身体内部约 24 小时为一周期的循环系统，它在人体中运行的精准程度令人惊叹，就好像一块精确的手表。

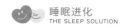
昼夜节律不是人类特有的，它存在于所有动植物甚至真菌之中。为什么大到人体小到牵牛花都需要昼夜节律？

让·雅克·奥托斯·德梅朗（Jean-Jacques d'Ortous de Mairan）的研究给出了答案。在他的一项经典研究中，德梅朗展示了天芥菜在白天随光线张开、闭合的能力。白天时让其处于黑暗中它也仍然可以张开，这意味着它的内部具备预测环境（太阳运动）的能力，而非简单地对太阳运动做出反应。

从进化角度说，不具备预测自身环境的物种逐渐被淘汰，而具备这种能力的物种成功地生存了下来。所以，几百万年后，才有了一边品味冰草奶昔，一边观看平板等离子电视中的搏击节目的我们。

用规律作息，调节你的昼夜节律

如果太阳的运行对我们不重要且我们不再依赖光合作用生成的食物，那么，我们为什么还需要太阳？我们还需要太阳吗？大概 80 年前，有两个人试图通过终极冒险来解答这一问题，即美国现代睡眠医学领域的开山鼻祖纳塞尼尔·克莱特曼与他在科学领域的伙伴布鲁斯·理查德森（Bruce Richardson）。他们从芝加哥来到肯塔基州的猛犸洞穴（Mammoth Cave），并开始将 24 小时的昼夜节律重新训练为 28 小时。他们的基本原理如下：倘若他们以人为方式获得 28 小时制昼夜节律并使之保持不变，那就证明了人体昼夜节律并非内部驱动，而是对 24 小时昼夜循环的反应。

克莱特曼和理查德森在荒无人烟、冰冷潮湿的洞穴里待了整整32天。虽然他们的经历并没有《午夜快车》（*Midnight Express*）那样悲惨，但也足够艰辛。

一个月后，离开洞穴的他们被卷入了媒体风暴，虽然不至于像今天所见，名流夫妇的名字会被合并为类似布鲁塞尼尔这样可爱的名字，但在当时，他们仍引起了全国人的关注。可惜真人秀节目很多年后才流行起来，他们没有因此赚到一分钱。尽管此后他们的发现都没有定论，但他们证实了人体内部的确存在比24小时略长的节律系统（24小时11分钟）。有机体昼夜节律周期通常用符号 τ 表示，对人类而言，τ 约等于24小时。

一天时间约为24小时，这非常便于昼夜节律运作。自然时间与人体内部昼夜节律之间的细微差别来自大脑，它可以获取真实外部时间的提示并对生物钟做出细微"校正"。

理解这个问题的最好办法是拿便宜的手表做类比。试想你和朋友各有一块手表，你的表每天走快10分钟，朋友的表每天走慢10分钟，你们戴着手表各自生活着。

如果双方都没有调表，一些问题或许就会在生活中慢慢浮现，尤其是手表越走越慢的朋友。日复一日，你赴约的时间越来越早，但你的朋友却越来越晚。第一天，他迟到10分钟，第二天，迟到20分钟。一周之后，他上班打卡的时间晚了一个多小时，接孩子放学的时间晚了一个多小时，吃晚饭的时间也推迟了一个多小时……

你的情况可能会好点儿。你或许会因提早上班、做饭提前而获得

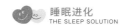
赞扬，也会因为接孩子放学的时间提前而更受孩子喜爱。然而，最终你也会遇到一些问题：等大家围坐在餐桌旁时，饭菜已经凉了，每天提前上班也会让上司怀疑你是否在觊觎他的位置。

最终，你发现元凶是那块不准的手表，但你还是试图让它发挥作用。你决定每天早晨打开《今日秀》（*Today Show*），用标准时间重置手表来应对这一天。接下来，一切恢复正常。通过每天对照《今日秀》或其他任何报时的新闻广播检查时间，你的时间安排变得更加准确。

这个例子说明了很多情况。首先，我们试图预料一些事情（比如避免迟到）时，最好让表走得稍微快一点儿而非慢一点儿。这也是人体昼夜节律为 24 小时 11 分钟而非整整 24 小时的原因。

此外，还需要太阳一类的时间线索给我们提示，以帮助我们设置生物钟。它们是授时因子（Zeitgeber），太阳可能是其中最强大的一个，其他还包括就餐时间、运动、社交活动、气温和睡眠。它们频繁出现，并向身体发出信号，帮助调节其内在生物钟。一个人接触的授时因子越多，尤其是在授时因子每天定时出现的情况下，个体的昼夜节律就会越规律。

混乱的作息时间会产生哪些睡眠障碍？

这些细微的日常调整通常进行得比较顺利，除非发生剧变，如时差反应和轮班工作。

在时差条件下，外部环境的时间提示会突然改变，由此产生的影响取决于飞行的方向和跨越的时区数。这种改变会产生许多不适症状，包括困意连连、入睡困难、消化不畅、积极性降低和注意力涣散。只要想想廉价手表的故事，我们就能很好地解释这些症状。

比如从亚特兰大市飞到拉斯维加斯时，你的外部时间会突然倒退3小时，但你的昼夜节律并未受到影响。

换个说法，当你走进拉斯维加斯的百乐宫（Bellagio）酒店时，大脑仍然停留在亚特兰大的标准时间。你坐下来吃晚餐时，时差就会带来各种各样的问题。拉斯维加斯夜晚10：00，裹着厚厚奶油的意面和草莓芝士蛋糕进入你的消化系统，而大脑此刻没有调整时差，仍然以为时间是凌晨1：00，于是在本应该入睡2小时且正好进入REM睡眠时，肠道对大量食物的突袭大惑不解。不难想象，你的消化系统是那么毫无防备，你的胃对这道价值41美元的主菜突然感到恶心而不是期待。

你还将变得沉默寡言，脑海中唯一的想法就是上床睡觉。你哈欠连天，神志不清，由于跨越了3个时区，因此3天内你都会一直迷迷瞪瞪。如果在身体对时差做出相应调整之前，你每天都去灯红酒绿的场所消费，也许在意识不清醒的情况下，你鼓囊囊的钱包就变瘪了。

时差问题困扰了不少人，不过你不必为了体验精神恍惚和时差引起的腹泻而像富豪一样环游世界。如果你渴望经历开会时昏昏欲睡的惊险刺激，那就赶紧奔向（别用走，用跑）最触手可及的轮班工作并成为那里的一员。

轮班工人随处可见，包括在大街上与你并肩同行的18轮大卡车

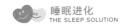
的司机，全国各地的医院里看护病人的医生，以及载你从家乡飞往拉斯维加斯的飞行员和空乘，飞行员要忍受轮班工作和时差的双重折磨，真是中头彩了。

造成时差反应的原因是外部时间的变化，与此不同，在轮班工作中，外部环境时间保持不变，变化的是你的作息。虽然起因不同，但与时差反应相类似，轮班工作同样令人体各个系统不适。将那些轮班频繁的人员或同时从事两份工作的人员考虑在内，你才能全面应对这些问题。

如果你问医生是什么引发了真正意义上的病态困倦，许多医生想到的都是发作性睡病。此类患者常常要与瞌睡虫大战，他们可以突然入睡，进入 REM 睡眠。不过，另外一些医生会想到患有严重睡眠呼吸暂停综合征的超重者。

2001 年出现了"轮班工作睡眠障碍"（shift work sleep disorder）的诊断（现在已经简写为轮班障碍，即 shift work disorder）。近期，轮班工作引发的困倦首次被定义为一种官方认定的疾病。

仅仅因为上夜班就会引发疾病？我们不能通过休息一下或者一杯浓咖啡让自己重振精神吗？

不完全是这样。

多次睡眠潜伏期实验（multiple sleep latency test，简称 MSLT）是检测个体困倦程度的一个方法。

实验期间，测试者在晚上正常睡觉，第二天早晨被叫醒。然后，在接下来的 2 小时内，他除了睡觉可以做任何想做的事。2 小时后，进入小睡时间，测试者回到床上开始小睡。时间很短，数分钟后，他被叫醒。再一次，测试者 2 小时内不许睡觉，然后小睡。循环这一过程 5 次左右，直至傍晚某一时刻。之后，我们就可以计算该测试者的入睡时长，不过前提是他在 5 次为时 20 分钟的小睡期间睡着过。

发作性睡病与睡眠呼吸暂停综合征患者常常感到困倦，但与轮班障碍患者相比，他们的困倦程度通常轻得多。

轮班小实验

1. 准备一枚骰子；

2. 掷骰子；

3. 根据掷的点数决定睡觉时间：

    ⚀ 晚上 10：00 上床睡觉

    ⚁ 凌晨 2：00 上床睡觉

    ⚂ 凌晨 6：00 上床睡觉

    ⚃ 上午 10：00 上床睡觉

    ⚄ 午后 2：00 上床睡觉

    ⚅ 傍晚 6：00 上床睡觉

4. 连续一个月每天重复步骤 1 ~ 3，并记录每天的感受。

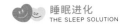
　　有多少个夜晚你无法入睡？又有多少非就寝时间你在勉强维持清醒？作息时间快速改变的轮班工人情况更糟，他们每周的睡眠时间比其他上班族平均少了 6 小时，他们真的很辛苦。

夜班工人的睡眠障碍如何解决？

　　消除轮班工作的不良影响非常不易，就像统一家人们过感恩节的意见一样困难，每个人都有自己的想法，而且这些想法通常与现实联系不大。

　　尤哈·里拉（Juha Liira）是芬兰职业健康中心（Finnish Institute of Occupational Health）的研究人员，为了揭示睡眠这个领域的一些真相，里拉开始着手调查治疗轮班障碍的药物的使用情况，以测试这些药物是否真的有效。

　　她发现，褪黑素为夜班工人提供了平均 24 分钟的日间额外睡眠，但并不能使他们更快入睡。她还发现莫达非尼（modafinil）、阿莫达非尼（armodafinil）等兴奋剂令工人的警觉性有所提高。意外的是，唑吡坦（zolpidem）等安眠药并未对睡眠质量或睡眠表现有任何改善作用。

安睡 小贴士 ☺ 在试图建立健康的昼夜节律时，我们需要考虑就餐时间、运动时间和户外时间。

哇，你已经来到中场休息了。伸个懒腰，给自己沏一杯伯爵茶，休息一会儿，让刚才阅读的内容慢慢渗入你的大脑。前 7 章内容庞杂，你需要花时间思考消化。

棒极了！现在你已经准备好了，直面你的睡眠问题吧！不要再因为恐惧、错误的信息和神乎其神的言论而止步不前了，现在的你已经是睡眠领域的专家了，没有什么可以阻挡你进入香甜的梦乡。

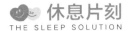
读完以上 7 章内容，你已经了解了不少与睡眠相关的知识，已经知道了睡眠的真实情况。

现在用这些知识做些什么呢？如果你希望解决现有的睡眠问题，那么，根据目前的知识厘清自己的睡眠应该不是一件难事。

接下来，让我们了解一些不同的睡眠障碍。睡眠问题通常可以分成两大类：第一类是感觉睡不好，第二类是感觉总犯困。

作为一名睡眠医生，我相信所有走进我办公室的人都可以在以上两种阵营找到归属。让我们进一步观察，看看学到的睡眠知识，如何帮助我们理解引起这两大睡眠问题的真正原因！

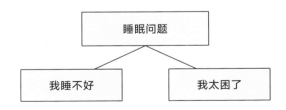

"我睡不好"

读到这里，现在你我都知道，无论身处哪个阵营，人都会睡觉，只是有一些问题让他们对自己的睡眠不甚满意。是什么问题呢？为了揭晓这个答案，我们需要走近患者及其睡眠环境。

对于那些因睡眠环境不好而睡不好的患者，他们需要做的是清理睡眠环境或保持良好的睡眠卫生（sleep hygiene）。对此，我将在第 8 章详细介绍。

对许多人而言，单凭良好的睡眠卫生习惯无法改善自己的睡眠问题。在他们看来，睡眠困难或感觉睡不着是一个大问题。失眠是大多数人时常需要应对的暂时性问题，他们会有入睡困难、睡眠不稳定、过早醒来、难以再次入睡等困扰。在第 9 章，我们将会深入剖析奇怪且被人误解的失眠，其中涉及的知识将帮助你摆脱这些问题。

还有一些人认为失眠犹如无法逃脱的牢房，在第 10 章，我将就这种长期失眠或所谓的"重度失眠"提出解决方案。

把自己束缚在"我睡不好"的世界里的患者，错误地把安眠药当作一种简单的解决办法。安眠药的使用现已成为美国的一种文化，许多人认为自己需要安眠药来帮助入睡。睡眠药物的起源、现行方案与风险将在第 11 章中详细说明。

第 12 章会重返个体的睡眠时间表。对众多感觉无法入睡的人来说，他们的问题不在于入睡的能力差，而在于他们对自己睡眠需求量有不切实际的估计。

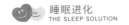

对此，了解如何正确设定一个良好的睡眠时间表就可以帮助他们改善睡眠。第 12 章也剖析了过度睡眠的不良影响。许多经常犯困的人并没有安排足够的睡眠时间，起床困难户会发现他们觉得困倦的根源是自己的作息，因此，第 12 章就是通往过度困倦世界的过渡单元。此外，我们还会进一步探讨轮班工人以及他们每日或每晚被迫面临的过度困倦，以及研究一下困得直点头的大脑。

"我太困了"

在极度困倦这个阵营，打盹儿作为一个反映没睡够或睡眠质量不佳最明显的标志，我们首先从它开始。第 13 章将对小睡进行详细说明，包括小睡如何充当健康高效的睡眠工具及其可能的副作用。

接下来，第 14 章我们会聚焦于占睡眠患者最大比例的群体：睡眠呼吸暂停综合征患者及打鼾的人。

第 15 章将分析人们日间过度嗜睡的原因，从不安腿综合征到发作性睡病。最后，第 16 章将论述睡眠研究，并讨论谁应当参与。

为便于理解，我制作了第 8 ~ 16 章的可视化布局及其组合关系。

关于本书后半部分的最后一点说明：我会不时推荐一些有助于睡眠的产品或仪器。需要指出的是，这些设备不是睡眠必需品，但可以改善一些人的睡眠。你可以这样理解：玉米片对你来说不错，不过于我而言，加上少许盐和酸橙味道会更好。不要误解我的意思，如果有没加盐和酸橙的玉米片，我也会吃的。我从来不会说，我吃不下原味的玉米片，尤其是在我饥肠辘辘的时刻。然而，调味剂的确会带来更美妙的味觉体验。

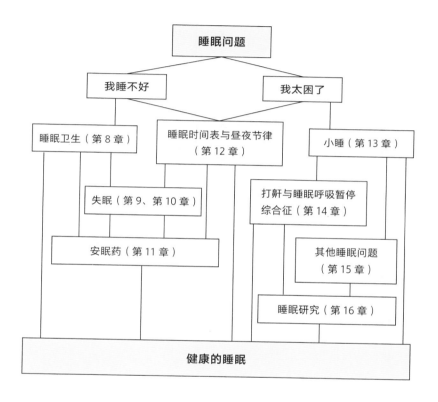

帮助你入睡的，也许只是一些小物件

试想一个阳光明媚的日子，你在迈阿密港口乘船，准备前往加勒比海。巡游途中，风景如画，船上饮品免费，你的

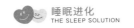

特等舱房间还有个甲板，你可以在上面俯瞰大海，将美景尽收眼底。享受过美味晚餐和观看了精彩演出之后，你回到房间，却突然发现忘记带上自己的泰迪熊了。你已记不起没有它，上次自己一个人睡觉是什么时候的事了。

接下来给这个故事选择最佳结局：

1. 你安慰自己这不是什么大不了的事，然后上床睡觉，花比平常多几分钟的时间入睡。

2. 你开始恐慌，幻想有没有地方可以买到已经遗忘的物品。

3. 你开始意识到这次旅行的睡眠要变得困难甚至可能失眠，焦虑席卷而来。

4. 你感觉自己呼吸急促，幻想着占领驾驶舱以返航回家。

你的答案应该是第 1 个。依赖安眠药、泰迪熊等物品并不是你想要的睡眠，摆脱这些坏习惯吧。

这些物品都只是小辅助，没有它们你能睡得香甜吗？或许能，但这些东西也许会帮助你提升睡眠质量。

别换频道，接着往下看吧！

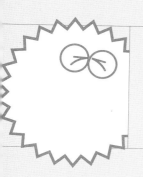

WHY
YOUR SLEEP
IS BROKEN
AND
HOW TO FIX IT

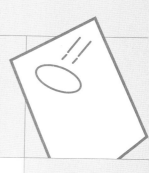

第二部分

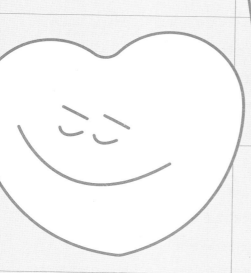

治愈睡眠障碍，
拥有不疲惫、
不焦虑的成功人生

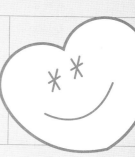

THE SLEEP
SOLUTION

第 8 章

睡眠卫生：解决睡眠问题的起点

现在你已经掌握了一些你需要的睡眠知识。基础培训已经结束，接下来是重头戏。

你准备好在碎花被子和作用不大的枕头构建的"战场"上测试你的收获了吗？正如肾结石一样，发现它并不难，治疗起来却相当痛苦，睡眠问题同样如此，只有未雨绸缪才能以不变应万变。

我之所以选择睡眠卫生作为本书第二部分的开篇，是因为它是解决睡眠问题的起点。如果睡眠卫生能解决你的问题，那就太棒了，因为你省去了阅读后半部分的时间。不过如果单凭睡眠卫生不能解决你所有的问题，也不要垂头丧气。睡眠卫生问题是最基本的睡眠问题，仅仅凭借睡眠卫生就彻底搞定睡眠问题的情况十分少见。

睡眠卫生是一种为改善睡眠而控制睡眠行为与环境的方式。总的来说，它就是让你在力所能及的范围内，为自己布置良好的睡眠环境，控制可控的一切。

我接诊的许多患者都对睡眠卫生略知一二，到处都可以看到讨论这一话题的言论，比如自助书籍、晨间新闻节目、睡眠网站等。

患者们常说："所有方法我都试遍了，不在床上看电视，睡前不做剧烈运动，午后不喝咖啡。"但他们还是睡不着。

有一点你需要明白，睡眠卫生就好比举行盛大家庭聚会派对之前的大扫除。你得扫地，把场地收拾整洁，或许还要买一些蜡烛或其他东西。所有准备工作完成后，屋子焕然一新，这就意味着派对会大获成功吗？如果你设定的派对主题是龙洞迷宫探宝，而它并不适合家庭聚会的主题，无论场地布置得多么完美，派对的基础出了偏差，整个派对就会毁于一旦。

睡眠也是如此。睡觉前，确保睡眠环境整洁是非常重要的步骤，不当的睡眠环境会造成一些轻微睡眠干扰。你还记得脏笼子里的老鼠吗？让你自己的"笼子"变整洁的方法有很多，且大多数都显而易见。

遮住一切光源，让卧室一片漆黑

把卧室改造成利于睡眠的"巢穴"有许多步要走，第一步就是调节光线，让卧室变得昏暗，最好是一片漆黑。还记得褪黑素只在黑暗环境下才会让你昏昏欲睡吗？如果你想睡个好觉，请遮住一切光源。务必不要放过一丝光线。

把你的卧室改造成我父母建的房间那样吧。五年级时，我的父母在地下室原有的两面墙的基础上，新建了两面墙，从而建造出一间不太常规的卧室。它没有窗户，大门又离得远。也就是说，一旦发生火灾，

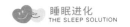

这里很快就会成为死亡之穴。屋子里暗到伸手不见五指，即使在白天也很难找到出口。

鉴于此，这处靠近市郊的地穴就成了弗吉尼亚州西南部最利于睡觉的地方。如果没有人冒险下来找我，我可以一直沉睡，直到饥饿感把我叫醒。相信我，昏暗的卧室真的有助于睡眠。

我所说的暗是指完全黑暗。人的大脑就像《行尸走肉》（*The Walking Dead*）里的僵尸，可以发现收音机闹钟、手机显示屏或门缝等地方透出的微弱光线。所以最好关掉手机，把钟表拿走或通过其他方式遮住它，你无须在凌晨 3：15 关心时间。

电视是一大光源，它会让待在卧室的你处于紧张状态。虽然电视就好像家里的卫生间一样，非常重要，但除了带来噪声和压力外，它还会产生大量光线，因此严重降低你的睡眠质量。此外，电视还会让你产生必须借助它才能入睡的依赖感，这不利于你的睡眠，请在其他地方看电视吧。

每次演讲我都会问听众："有多少人整夜开着电视睡觉？"我目测有 4% 的听众承认自己家的电视整夜开着，他们让自己的卧室充满了噪声和光线。"电视让我感到放松"或"我喜欢周围有一点儿声音"，这些都是人们晚上开着电视睡觉的常见借口。

有利于睡眠的卧室最好是黑暗又静谧的，而电视会毁掉这一切。你还认为电视对你的睡眠毫无影响吗？2014年的一份调查表明，即便在睡着后，受试者仍会从听到的口语词汇中筛选词语。当你催促自己减肥时，你能在睡梦中学会西班牙语吗？答案显然是否定的。即便是入睡了，也并不意味着大脑里的开关就闭合了。

请记住：睡着后，我们的大脑还会进行一些奇妙的活动。关掉电视吧，你不可能在整夜地听广告和电视情节的情况下还能睡个好觉。

让卧室一点儿光都没有对所有人都至关重要，尤其是对轮班或其他夜间工作白天睡觉的人而言。如果无法遮挡所有光源，就买副舒适的眼罩。你也可以多买几副你喜欢的，并随身携带着。这是必不可少的睡眠辅助工具，假如你旅行时忘带了，可以用毛巾代替，必要时胳膊也行。我们都需要黑暗的环境来促进睡眠。

睡眠洞穴实验

1. 走进卧室，拉下百叶窗，关门，关灯；

2. 双手置于眼前，你还能看到手吗？

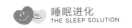
如果能，继续努力吧，你的房间还不够黑；

如果不能，祝贺你，你可以开灯了。

如果你的卧室完全黑暗，没有一丝光线，那你又是如何找到灯的开关的呢？我不想听你的解释，去把那个光源遮住吧。

最后需要阐明的一点是：关掉手机、平板电脑、笔记本电脑或任何其他电子设备。此点我在后面的章节将不再重复。这些电子设备产生的光线是睡眠的杀手，彻底关掉它们有助于你睡个好觉。

根据查尔斯·采伊莱尔（Charles Czeiler）在 2014 年进行的研究，与睡前阅读纸质书的人相比，晚上睡觉前看电子书的人的入睡时间平均延长了 10 分钟，他们的 REM 睡眠时间也相对较少。

在夜间，无论何时的光照都会对昼夜节律和睡眠产生负面影响，因此，准备睡觉前要尽量使自己处于黑暗环境。如果光照不可避免，试着滤除设备发出的蓝绿光，或考虑佩戴蓝光过滤型眼镜。上床睡觉前几小时应关闭一切屏幕和类似光源。

挑选能让你像婴儿一样安睡的床上用品

舒适宜人的床和黑暗的环境同样重要。患者常问我应该使用哪种床垫，我的回答就是：不知道。因为每个人对不同床垫的舒适感不同，这也是有如此多种类床垫的原因。我喜欢硬实一些的，但也有人喜欢柔软一些的，甚至还有人习惯睡吊床。床垫的种类不重要，重要的是它能否让你感到舒适。不过，千万不要相信买张床就可以搞定所有的睡眠问题。如果你的床让你感觉不适，换一个舒服的床可能大有帮助，但要理智消费，你要的只是舒适感。

说到床，还需提及其他几件东西。如果床上用品不好，再舒适的床也白搭。买一些紧实织物的床单、舒适的羊绒毛毯或鹅绒被。再次声明，我们需要的是舒适感，这并不意味着我们要花大量的金钱，买昂贵的床和床上用品，我们只需在自己的承受范围内购买最舒适的。

由于环境温度、体温值、新陈代谢、劳累程度和使用药物的差异，每个人在晚上的冷热感受并不完全相同。例如，同一环境下，夜猫子比早睡早起的人在夜间感受到的温度更高。如果你在晚上感觉特别冷，不妨试试法兰绒床单，反之则可以试试吸汗祛湿的床单。选择床上用品的唯一标准就是适合你。再说一次，这些措施不会完全解决你的睡眠问题，但会让你感觉舒适。

很多人在挑选枕头时完全不上心，尽管这种现象司空见惯，可我还是惊讶不已。人们的成长似乎由某个枕头一路见证，人们也许会把它带到大学，甚至搬去和伴侣同居也带着它。不管换了多少枕套后，这个枕头仍然原原本本地被保留了下来。

你真的喜欢过你的枕头吗？它舒服吗？不要拘于某个枕头，去尝试新的枕头，多试睡几个，选择你最喜欢的那个。一些枕头用碎乳胶

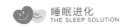

制成，用户可向枕套中添加或移除碎乳胶，从而达到最适宜的硬度。如果一段时间后枕头变得有点儿平，你还可以增加更多乳胶。

记忆泡沫枕头（memory foam pillow）通常有助于脖子和脊椎的矫正，不过这种枕头和床垫一样，通常难以散热，因此对热敏感的人群可能不太喜欢这种产品。

羽绒枕往往质地轻盈柔软，透气性好且可清洗，但一段时间后它也会变平。此外，过敏体质的人可能难以接受它，即便不过敏，也可能会因为羽毛乱飞而十分恼火。另外还有羊毛枕、棉花枕、荞麦枕和涤纶合成枕等。总之，花些时间找到最适合你的枕头。

挑选好最舒适的床上用品后，接下来就该调整你的身体了。你需要穿上舒适的睡衣。我经常鼓励人们睡觉时尽量穿得少点儿，如果你在半夜感觉很冷，可以盖上毯子或被子。穿法兰绒连体裤睡觉会非常不方便，因为你会感觉很热。

最后一点，找一块不会嘀嗒作响且不发光的钟表，定好闹钟，然后不要再去想时间。如果房间一片漆黑，你无法看到表上显示的时间，就再好不过了。几点醒来上厕所等问题是无关紧要的，但对许多人而言，这点儿小事就足以让他们拧紧发条，焦虑不已。饶了自己吧，如果在闹钟响之前你就醒来了，唯一重要的就是，告诉自己这还是睡觉时间，然后继续入睡。

现在的卧室看起来焕然一新，你有了新床单、新被子、舒服的枕头、安静无光的表和舒适的睡衣。此时的你心满意足，脑海中开始出现一些积极的暗示。很好！消极情绪开始消失，睡眠的一大障碍开始被扫除。

不要小瞧这种细微的改变。试想一个与暴虐的父亲相依为命的孩子。父亲每天下班回家后就冲他大嚷大叫，把一天的怨气全部撒到他身上，并且把他赶出家门。这种事情每天都在同一个地方上演。

转眼，时光飞逝，孩子早已逃离了那个不健康的家庭。通过心理治疗，现在的他快乐活泼，且有较强的适应能力。他组建了自己的家庭，和他那多年前去世的父亲不同，他温柔、有耐心。猜猜这个长大成人的孩子再次踏入旧家是怎样的情形？即使这么多年过去了，只要他再次踏入那个多年前自己被无端谩骂的地方，往事就会历历在目，当年的那种痛苦就会突然涌上他的心头。

你的卧室或许就像让那个孩子感到痛苦的旧家，这就是改造卧室会对睡眠产生这么大帮助的原因。当然，新的床垫、被子等，除了有其实用功能，它们也会令你的卧室焕然一新，宛若天堂，你再也不会轻易记起卧室是你睡得糟糕的地方了。或许，有些人不仅希望改变床和床上用品，他们还希望改变卧室的装修风格。杜鲁门总统就是其中一位，他认为有治愈作用的蓝灰色最有助于睡眠。我的卧室也是蓝灰色。你可以通过避开让人振奋的淡黄色或亮红色，还可以通过买些艺术品来改变你的卧室，从而走出失眠牢笼，享受美好睡眠。

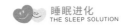
绿色的空间让你睡得更高效

如果你希望自己的睡眠更上一层楼，那么请思考睡眠与自然的关系。2015 年,《预防医学》(*Preventive Medicine*) 发表的一项研究表明，人类在绿色空间或自然环境中睡得似乎更好，尤其是对男性而言。

改变卧室布局，增添更多的大自然元素，例如天气允许时，在阳台上睡觉或每天在户外吃饭，或许你会发现睡眠质量提高了。

如果另一半影响你的睡眠，那就分开睡

现在你的卧室看起来舒适宜人，你喜欢这里，而且第一次对睡觉满怀期待。接下来的一个大问题是：有谁与你同眠共枕吗？如果你是单身，那就很简单了，你是唯一的变量。如果你还有伴侣或宠物，情况就有些棘手了，说不定还要解决跳蚤的问题。

有些人是良好的睡眠伴侣，比如我，每晚都会为妻子盖被子，在她的枕头上撒一些玫瑰花瓣。我睡觉的时候从来不会动来动去，也不会发出声音，她要多少被子我都会满足她。而且我可以在睡着以后给她按摩双脚。我非常清楚大多数同床者是怎样的，我是个例外。

对许多人而言，伴侣是影响睡眠的一大因素。当然，我是从临床经验出发而非个人角度。另一半的鼾声就好像某些小动物被宰杀时发出的嘶鸣声。

此外，他们会从你身上抢走所有的被子，留你一人蜷缩着瑟瑟发抖。他们甚至还会到处踢你，有时无意地打你，给你留下莫名而来的瘀青。他们的梦话、悲叹、呻吟和频繁起夜会导致你的睡眠节律被打乱。对方的闹钟定得太早，起床的动静会搅得你无法继续入睡，相当于你也在同一时间醒了。你是不是也有这样的困扰？稍等，你是否已经和我妻子交流过了？

振作起来！你又没在婚约中发誓每天一定要和另一半睡同一张床。也许以下几个话题和你或你的另一半不太相符，但我还是想谈谈，请耐心听我说完。你们为什么不手拉着手一起阅读本章呢？很好，深情地望向彼此的眼睛，告诉对方你有多爱她，然后再读。

任何有一定声誉的睡眠医生都会告诉你，床有两大用途：性爱和睡觉。我再重复一遍：床是用来做爱和睡觉的，不是用来看电视的，去起居室看电视吧。起居室也有两大用途：看电视和性爱。请注意，睡觉并不属于起居室活动。使用电脑、打电话、支付账单，这些活动

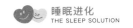

都是卧室的禁忌，睡觉和性爱才是应该在卧室里做的事情。按照这个原则，如果另一半开着明晃晃的灯看书或者打鼾，妨碍你在卧室睡觉，问题就出现了。如果是对方试图与你做爱而妨碍到你的睡眠，你们可能就需要更有效的沟通了。

现在，让我们聚焦睡眠。如果另一半妨碍到你的睡眠，你就有必要采取一些措施了。以下方式可供选择：

1. 什么也不做，忽略这个问题。这样只会让问题越来越糟，并且使你疲惫、暴躁，进而对另一半及其恼人的睡眠习惯怀有深深的怨恨和蔑视。

2. 说服你的另一半，让他为自己打鼾、踢腿、磨牙、抓头发、说梦话、悲叹呻吟、大喊大叫或其他任何影响你睡眠的行为寻求帮助。

3. 分房睡。这又可分为：

   • 永久性分房睡；

   • 必要时分房睡，即有问题时，一方离开；

   • 定期分房睡。例如，周二、周四分开睡，其余时间一起睡。有一方去旅行时自然也会面临这种状况。拿我来说，如果要值夜班或早起锻炼，我就会去客房睡觉，以免打搅妻子。

显然，我不会原谅无所作为的选择。某些夜间行为能说明一些问题，除去对睡眠的不良影响，它们还意味着严重的健康隐患。选项2几乎是我一贯的选择，如果你可以说服另一半去寻求帮助，我强烈建议这种方式，这是最佳选择。如果必须做点儿什么，而你却无法说服固执的另一半向医生求助，那你就不得不接受选项3。

有效的沟通十分重要，否则夫妻感情很可能会出现裂痕。我坚信每个人都拥有好好睡觉的权利。

倘若远足时只带了一个水壶，大多数夫妻都会选择共用，我难以想象一方会把水壶的水全部饮尽，而让对方无水可饮。为什么要区别对待睡眠呢？水和食物对我们相当重要，睡眠也是如此，那么为什么要允许一方通过各种方式剥夺另一方的睡眠呢？

同眠共枕是婚姻、结合、爱情强有力的象征。在很多人眼里，分房睡是分离或缺乏担当的行为。

在诊所时，我费尽周折地说服一些夫妻，偶尔分房睡也无可厚非。我称之为"睡眠假期"，就像假期可以给人们"充电"时间一样，人们可以通过分开睡，做到一分钱不花且恢复元气。有时，人们只是需要时间让自己的睡眠恢复正常，然后就可以重新和另一半同床共枕。对一些人来说，需要分开睡的时间可能更久一点儿。有时，这种分开的行为会激励另一半去寻求帮助。

如果对分开睡这一方式持开明态度，这样的做法就没有对错可言。一些人认为，熄灯前在一张床睡，熄灯后再分开睡这种办法不错。再说一次，每周选择特定的几天分开睡，对减轻人们的负疚感有所帮助。

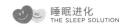
例如，说好每周二你睡客房，另一半留在卧室。这样一来，每到周二时，离开的一方就不用为今天睡在哪里而纠结。有时，分房睡一段时间也有助于你判断对方的睡眠习惯是否真的影响自己。

事实上，上述有关睡眠伴侣的内容，同样适用于床上的宠物。在我看来，你的床就是你的，没有位置留给宠物。如果你和宠物一起睡觉，而且你睡得不错，那就没什么问题。然而，如果你的睡眠有问题，且有点儿怀疑宠物是罪魁祸首，那么你就应该把宠物送去其他地方睡了。

另一半的打鼾问题解决了，宠物也去地下室睡觉了，如果说还有人应该从你的床上离开的话，对，那就是你的孩子。

大人孩子睡在一起向来容易引起矛盾，所以你要勇敢面对。然而，我对此持反对意见，不仅是为了保护你的睡眠，也是因为分开睡对帮助孩子们树立睡眠方面的能力和信心举足轻重。分开睡意味着他们必须独立入睡，或依赖一些小的帮助，比如轻轻摇动、奶嘴、毯子、小夜灯等。

> 如果睡在你旁边的小家伙打搅了你的睡眠，继续睡在一起对双方没有任何好处，给他一点儿时间，让他习惯在自己的床上睡觉。如此直言不讳，是因为我看到过跟我很亲近的人经历过类似问题。一起睡觉确实有风险，孩子很容易被大人压得窒息。如果你觉得这种情况不会出现在你家，那么你就错了。

那些破坏睡眠的习惯

尽管吸烟喝酒在流行文化中占有一席之地，但在引起重大睡眠问题方面，没有什么比它们的影响力更大了。

你需要知道：尼古丁是一种兴奋剂，它能让你保持清醒，进而降低你的睡眠质量。适量的尼古丁没什么负面影响，正如含有一定量咖啡因的饮品也没什么坏处一样。但是，不要再吸烟了，尤其是临近睡觉的时候。如果你在床上吸烟，请不要这样做了。吸烟对你的睡眠无益，而且在床上吸烟本身就是极其危险的行为。这不是胡说，据报道，2005 年 24% 的加拿大烟民在吸烟时睡着了。

我对吸烟了解得不多，无法提供有效的戒烟办法，如果你吸烟，那么请求医生、家人或朋友帮你戒掉。还有许多其他比吸烟影响小且更廉价的坏习惯，它们不会影响睡眠或榨干你的钱包，如敲关节和咬

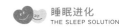
指甲。如果一定要选择一个坏习惯，我建议你选择后者。

咖啡因也是兴奋剂，猜猜我接下来会说什么？咖啡因对你的睡眠无益，减少咖啡因的摄入量吧，尤其是晚上临近就寝的时候。咖啡因会让你保持清醒，增加你的小便次数。

> 2013 年，睡眠研究人员汤姆·罗斯的研究表明：睡前 6 小时内摄入咖啡因会使睡眠时间减少 1 小时以上！茶与巧克力具有类似效力。因此，如果你难以入睡，就算家里有顶级咖啡机，你也得放弃喝咖啡的习惯了，或者至少减少你的咖啡饮用量，尤其是在睡前 6 小时之内。减少咖啡饮用量或放弃喝咖啡对你来说很难吗？当然，无论是循序渐进地改变还是突然戒除，都需坚强的意志力。如果你在星巴克工作，最好自带午餐和不含咖啡因的饮品。

酒对你的睡眠也百害而无一利。饮酒会降低睡眠质量，导致夜间频繁醒来，加重打鼾、窒息等呼吸问题，还可能让你的另一半一觉醒来时，发现自己鼻青脸肿的。试着这样思考：与大多数"帮助我们睡眠"的产品一样，酒助人镇静而不是助人入睡。酒对人有那么多负面影响，居然还是美国的头号安眠药，实在令人震惊。为什么酒如此受欢迎呢？以下几点或许能解答这一疑问：

1. 酒是非处方药。我知道，没有人愿意去看医生，去医院不仅浪费时间还浪费金钱。如同我们的候诊室，供患者打发时间的杂志十分老旧，上面还刊登着《哈利·波特与阿兹卡班的囚徒》的电影海报，许多其他医院的候诊室也是如此。所以对患者而言，等候让医生开安眠药和其他药也不是件轻松的事。看医生与买酒相比，哪个更容易？你只需要一些现金和一张身份证，就可以买到足够的酒，让自己享受没有知觉的一晚。

2. 酒具有镇静作用。许多人认为，躺上床就快速进入无意识状态就意味着睡眠良好。酒有这样的功效，它往往会让人快速入睡，但不会让人睡得更久。更重要的是，酒无法改善人们在第二天的表现。换言之，通过喝酒让自己快速失去意识而入睡，还不如因为读自己喜欢的书而晚睡了一会儿。

3. 酒让人健忘。人们认为睡眠良好的另一特征就是，自己对入睡到醒来这段时间发生的事情毫无印象。有时，这种情况被称作短暂性失去知觉。酒可以帮助你做到这一点，但它不会有助于你在第二天上午的公园演讲中脱颖而出。在实在无法入睡的情况下，与依赖酒相比，也许熬个通宵对你来说是更好的选择。

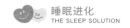
值得注意的是，一些研究表明，饮酒有助于深度睡眠，尤其是在前半夜。尽管人们对这一点颇有争议，但毋庸置疑的一点是，通过人体的新陈代谢，酒精在后半夜已经被处理掉了。你是否有过饮酒后入睡 4～6 小时，然后醒来，但发现根本无法再次入睡的经历？就像一艘沉没的邮轮，前半程航行得再顺利，也弥补不了悲惨的结局。论及酒精和睡眠，我们同样不要落入这个圈套。如果你习惯于借助酒促进睡眠，那么不要再这样了。如果你无法摆脱对酒的依赖，那么向他人请求帮助。

我知道，睡眠医生反复警告人们远离尼古丁、咖啡因和酒精，所以我不再花过多时间与你讨论这个话题。记住，它们只会破坏你的睡眠。也许你钟爱摩卡和拿铁，也许你还在为吸烟找借口，也许你根本不想戒酒，但如果你的睡眠有问题，就要改变或停止喝咖啡、吸烟和饮酒这些行为。

人们常问这样的问题："我吸几支烟不会影响睡眠吧？""我早晨喝咖啡可以吗？""晚上我可以喝两杯葡萄酒帮助睡眠吗？"遗憾的是，由于缺乏严密的科学证据，上述问题没有标准答案。但是，实践是检验真理的唯一标准。如果你习惯晚上喝点儿小酒，你就可以通过一个实验，检验这一习惯是否会影响你的睡眠。这个实验非常简单，就是两周睡前禁酒，然后对比实验前和实验后自己的睡眠质量，以及实验前后自己的工作状态。

如果你佩戴了"运动追踪者"（Fitbit）等设备，观察实验前后的平均睡眠质量监测结果，你也可以得出结论。如果没有变化，喝点儿酒也无妨。如果不喝酒感觉更佳，那你就需要考虑晚餐时以水代酒了。

除了咖啡和酒，我们还能通过避免哪些食物来改善自己的睡眠，且使自己的胃不受到刺激呢？

谈及饮食，美国国家睡眠基金会认为，睡前 2 ~ 3 小时内人们最好不要摄入任何食物。尽管没有相关研究精确地表明，睡前多长时间内最好不要进食，但如果你不希望你的睡眠被影响，就可以参考基金会给出的时间。进食后很快入睡，可能会导致消化不良或胃食管反流。此外，高蛋白食物也会让你在夜间亢奋。

如果晚上必须进食，你不妨想想感恩节。你是否注意到丰盛的大餐过后，往往会感觉昏昏沉沉？人们总是把这归咎于火鸡里的色氨酸，但其实是胃里的碳水化合物在搞鬼。大量的甜土豆、糖衣核桃、蔓越莓酱、胡桃派会使血糖含量和胰岛素激增，从而令人困倦。悉尼大学的九·摩伊·周（Chin Moi Chow）在 2007 年做的研究显示，与低血糖食物相比，睡前 4 小时进食高血糖食物更利于人们入眠。

假日的午夜，当你需要夜宵时，选择果干、麦片或香蕉这类高血糖指数食物，因为此类食物易导致困倦，是更好的选择。富含褪黑素的食品也不错，如核桃、酸樱桃。富含色氨酸的食物也有助于促进睡眠，因为色氨酸是褪黑素的重要组成部分，鹿肉等野味和鹰嘴豆都富含丰富的色氨酸。此外，富含镁（如扁桃仁）、钙（如牛奶）的食物也有助于放松和睡眠。热甘菊茶或西番莲茶同样能促进睡眠，往茶里加一些带有促眠作用的蜂蜜效果更佳。记住，避免食用促进多巴胺合成的蛋白质含量高的食品。

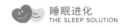
对于摄取多少上述食物可改善睡眠，没有明确的规定进行说明，我的建议是进食到饥饿感消失即可。如果入睡前感觉饥饿，就会导致注意力涣散，让我们难以入睡，因此进食是有必要的，但只要消除饥饿感就不用再吃了。

这些食物虽然可以促进睡眠，但过分依赖它们也是不正常现象。它们只是一种选择，而非必需品。就像租赁车辆的 GPS，它用来帮助我们辨别方向，而不是决定车辆能否驾驶。时不时在茶里放一点儿有安心神的作用的缬草根没关系，但如果每晚上床前都渴望塞一嘴的非处方缬草药片，这就是危险信号。

入睡前的仪式感，有助于你快速入眠

卧室已收拾妥当，同床睡觉的人影响你的睡眠这一问题也已经解决了，睡前必喝的红酒也退出了你的生活，接下来该怎么做呢？

良好的睡眠作息至关重要，想一想孩子们的睡前活动：

- 吃晚餐。
- 洗泡泡浴。
- 擦干身体、穿睡衣。
- 上厕所。

- 在床上听睡前故事，爸爸也许会念 3 本绘本，最后一本通常是《晚安，月亮》。
- 睡前故事接近尾声。
- "我对你的爱可延伸到月亮，我对你的爱可延伸到太阳，我对你的爱可延伸到银河边缘……我对你的爱可延伸到无限。"睡前故事结束。
- 熄灯。

为什么孩子有固定的就寝时间，而成人却没有规律的作息？所有人都可以受益于规律的就寝时间，并且时间不是规定好的，而是由你决定的。明确的时间表让大脑清楚接下来会发生的事情，从而有所准备。还记得突发事件带给你的那种沮丧吗？

为了建立良好的睡眠时间表，开始在早晨锻炼身体吧。每天坚持晨起锻炼，尤其是在光照充足的条件下，有利于我们晚上顺利入睡。户外阳光充足的情况下，人体会抑制褪黑素的合成，这不仅有利于保持清醒，而且会让我们心情愉悦。如果我们坚持每天早晨在同一时间锻炼，"新的一天就这样

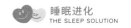

开始了"这种想法就会在大脑中生根发芽。一旦起床时间
规律了，大脑就会更好地规划接下来一天的活动，包括何
时入睡等。

除了养成晨间锻炼的习惯，不妨也试着在睡前做些舒
缓运动或冥想。脑海中嗡嗡地回想白天的种种活动，直到
就寝也无法停止思考尚未完成的事项，类似情况困扰着很
多人，让他们无法入睡。如果你也有类似的问题，那么不
妨试试以下方法。

上床前，拿笔记本写下脑海中思考的事情，你不必一
直写下去，把时间控制在一小时之内，时间到了就把笔记本
合起来。然后告诉自己，不能再思考其他事情了，日程表已
经安排得很满了，是时候睡觉了。

这是一项严格守规的训练，也许你要花些时间练习才能
帮助你躺下入眠。甚至，有一些人觉得，不仅得把日程表整

理好，而且要把所有的计划和职责都写得清清楚楚，然后放入上锁的盒子里，他们才能安心入睡。

对那些有萦绕于怀的心事的人来说，比起整晚翻来覆去地想心事，起床把事情写下来更有助于睡眠。这没什么大不了的，最坏的情况不过就是醒来，打开昏暗的灯，写下心中想的事，然后继续入睡。这样，他们至少不会整夜失眠。

还有一种情况，半夜醒来的你想起一些重要的事情，由于担心自己明天会忘记，而无法再次入睡。面对这种情况，有一个小技巧，就是在床头柜那儿放一个不易破损的物品，比如睡眠守护神圣伊利亚的木刻品。出现这种情况时，请抓起这个物品朝门口扔去，第二天早晨醒来的你看到它，就会想起那件重要的事。

睡前的热水淋浴或热水澡十分有助于我们快速进入睡眠状态。较低的环境温度通常可提高睡眠质量，温暖身体的睡

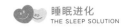
前热水浴也具有相同的效果。很可能是因为洗完澡后身体热量会蒸发，所以，花一小时洗个热水澡，然后躺在凉爽舒服的床上睡觉，这对睡眠困难者来说大有裨益。这种观点与最近一项研究的结论不谋而合。近来有研究指出，睡眠与温度的关系似乎比我们之前认为的更加紧密，环境温度的细微改变也会导致体温下降，从而达到改善睡眠的目的。

下面给大家带来一则有趣的故事。我儿子小时候玩滑板车时把膝盖擦破了。虽然伤势不是很严重，但伤口也需要处理，他却对此漠不关心。在和他说明了可能会出现坏疽和造成截肢的严重后果后，他还是无动于衷，所以我决定趁他不注意的时候，给他处理伤口。

当天，到了沐浴时间，我提议和他一起在大浴缸里一边洗澡一边玩海盗奇兵的游戏。他很兴奋，很开心能和我一起坐在浴缸里瓜分塑料海盗。当我在为他洗净出血的伤口时，他正把所有最破的海盗和断了的剑给我，然后拿走那些酷酷的海盗和船。

当藏宝箱战争开始后，我就用左手拿着海盗袭击他的舰队，同时用右手往他的膝盖上洒肥皂水，给伤口消毒。虽然输掉了游戏，但显然我赢得了"膝盖战"的胜利。此后的一周，我每晚都不得不这样做，因为他从来不同意让我清洗他的伤口。

结果，整整一周我都很早入睡，以至于妻子疑惑地问我："你怎么了？"我当时也不知道。过了几天，我才意识到，或许是因为热水浴让我变得困倦，使我快速入睡。

了解了本章的内容，成人的作息程序或许应该如下：

- 坚持定时晨起锻炼，最好是在阳光充足的地方；
- 坚持定时吃早餐，早餐要富含蛋白质（有促进清醒的作用）；
- 坚持定时吃午餐；
- 至少在睡前 3 小时吃完晚餐，如果餐后零食必不可少，可以选择坚果或果干，但不要食用过量；
- 太阳下山后，尽量使自己处于黑暗或暗光环境中；
- 最多花一小时记下待办事项清单；
- 刷牙；
- 洗个热水澡；
- 进行舒缓运动或冥想、深呼吸；
- 阅读纸质书直到感觉困倦；
- 关灯，躺在凉爽的卧室中。

最后还有一点，也许你听过一句谚语："如果 20 分钟后你还是没有睡着，那么起来做一些安静的活动，直到感觉困倦。"我对此没有异议，但有几点建议：

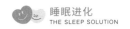

1. 忘记 20 分钟法则。这只是一个随机数字，17 分钟也是可以的。"我最好在 20 分钟内睡着，否则……"这种想法会给本已入睡困难的人无形中又施加了一种压力，让你更加难以入睡，你不必在意是否能在 20 分钟内睡着，与其像这样设定一个任意数，还不如多多关注你的身体。如果你已经在床上躺了一会儿，不管是过去了多长时间，如果依然没有睡意，你就可以起身了。

2. 如果躺着却睡不着，也可以不用下床。也许，躺在床上睡不着的你执意尝试入睡，因此而更加紧张，那么你还是下床吧。但我想说的是，即便无法入睡，如果情况允许，我建议你静静地躺着，然后规划你梦寐以求的假期，或幻想与另一半一起度过的特殊日子，或回想曾为同事准备一个贴心的礼物的过程。只躺着休息但不睡觉对你也没有坏处。这一点很重要：躺在床上没有睡着也不是在浪费时间。

3. 如果"20 分钟"的故事经常发生，不如聆听身体的声音。也许是你睡得太早了，应该推迟睡觉的时间了。

整本书都与本章内容密切相关，我并不想反复说明睡眠卫生的重要性。睡眠卫生之于睡眠，正如驯鹿之于圣诞老人，必不可少，但又不是最重要的部分。我真诚地希望，通过减少咖啡因的摄入量和去掉卧室的光源，你的睡眠问题就会迎刃而解。不过，没有解决也不要紧张，睡眠问题通常都比较顽固。

继续阅读，开始在更高层次理解睡眠以及掌握解决自己失眠问题的办法。

中午 12 点以后减少咖啡因摄入量的小窍门

1. 饮用不含咖啡因的草本茶，有助我们熬过下午 3 点这段最容易犯困的时间（记住，绿茶中也含有咖啡因）。

2. 尽量避免饮用所谓的"脱因"咖啡，因为某些品牌的"脱因"咖啡仍含有微量的咖啡因。

3. 以苏打水取代含咖啡因饮料。

4. 减少糖的摄入量。实际上，这不仅有助于我们增强体力，而且会降低在下午以咖啡提高精力的渴望。

5. 在傍晚喝杯淡茶。这种饮料能十分有效地取代咖啡因，且有助于睡前放松。

第9章

轻度失眠解决方案

我向上帝祈祷，你不要直接跳到本章，了解有关失眠症的内容，而忽略我写作整本书的辛苦。如果你已经这样做了，我强烈建议你从头开始读，这一点十分重要。

来吧，前面的内容并没有很多，让我们正视睡眠问题。你有充足的时间，别担心，我会在这里静候你的到来。

说起失眠诊断，有一点很重要，值得我们关注。即在很大程度上，患者要对此负全部责任。仔细想想，这一诊断由患者而非医生决定。换言之，患者决定了自己是否患有失眠症，不是血液检测或 MRI 结果，也不是医生在检测后决定的。

"早上好，医生。我患有严重失眠症，我睡不着。"患者对这一疾病诊断拥有 100% 的决定权。假设我走进候诊室，对医生说"我的胸口疼，可能是犯心脏病了，请给我安一个支架"或"我的腹部感觉发胀，显然我怀孕了"，想一想，接下来会发生什么？

缺乏客观评价通常会让失眠不能被正确地治疗。还记得第 6 章的睡眠状态知觉异常吗？试想一位患者，虽然他感觉自己睡得不够，但实际上睡得还可以。如果患者没有失眠，但掌控了诊断和定义的话语权的他，坚持认为自己患有失眠症，那么医生开的安眠药又会有多大用处呢？

如果失眠不等同于睡不着，它又意味着什么呢？很简单，判定自己患有失眠症，意味着你对自己的睡眠不太满意。如同你可以不喜欢自己的工作，但你每天照旧会上班。所以，你可以对自己的睡眠状态不满意，但实际上你还是睡觉了。

我认为，医生可以帮助患者明白，他的失眠并非源于睡眠不足。医生只需帮助其重新定义失眠，且这一重新定义不应导向对患者或睡眠问题的轻蔑。这一点非常重要，我想以略微不同的方式再重复一次：如果患者声称自己睡不着而实际上却睡觉了，这并不意味着他们没有问题或不需要治疗。

矛盾性失眠不是医生不作为的借口，相反，借助这一概念，我们可以更准确地定义和治疗睡眠问题。矛盾性失眠患者可能正在寻求帮助，或出于某种原因购买此书。就失眠而言，他或许需要帮助，来搞清楚为什么自己感觉不佳。

先让我们思考一下失眠症，我是如何定义的呢？在我给出定义之前，请看大多数人是如何给失眠下定义的："失眠就是睡不着。"

错！我们已经证实过，每个人都会睡觉，不可能每时每刻都保持清醒状态。对失眠更准确的定义，包含以下两个关键因素：

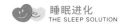
1. 患者对自己的睡眠质量周期性感到不满，如每周两到三次并持续三个月。这种因素因人而异。如果你每月经历一次睡眠困难，且确实对你造成影响，那我认为你有失眠问题，我们会竭力给你提供帮助。此外，我也会让你知道，偶尔失眠是正常的，可以说这是人类生活的常态。坦白说，人生不如意之事十之八九。比如，和对象分手了，而且闹得很不愉快；比如，宠物兔突然死了；比如，钟爱的四分卫在"周一橄榄球之夜"中表现不佳。如果这种不如意总是发生，并且超出了你的承受范围，那么，你就离失眠不远了。

2. 患者在意睡眠，但太过在意。偶尔睡眠失常并非失眠。如果真的患有失眠症，睡眠困难会让你觉得愤怒、心烦意乱。2012 年，一项有趣的研究结果表明，失眠症患者对糟糕睡眠的记忆比对良好睡眠的记忆更为深刻。当我询问一位患者，自上次就诊以来她两个月内的睡眠情况时，这种选择性记忆尤为明显。患者的回答是"很糟"，但观察她的睡眠日记后，我发现良好睡眠的记录多于糟糕睡眠的。对某些失眠症患者而言，他们似乎从未有过美好的夜晚，而睡眠良好者的情况恰恰相反，他们几乎不把偶尔的失眠放在心上。

我认为，一些人患有睡眠知觉错误是因为入睡困难。难以入睡让他们苦不堪言，他们甚至将其形容为"极其可怕"。由于这个困扰，他们变得相当焦虑、惊慌害怕，在床上辗转反侧，毫无解决的办法。

许多人都有类似的经历，对无法入睡的恐惧让人们意识到睡眠的重要性。同样，因为恐惧，人们才自动忽略了那些睡眠香甜的夜晚。他们关注的问题也许就像在房间里和毛线球玩耍的小猫，而他们却把它想象成了老虎一样的庞然大物。

综合以上内容，我们可以为失眠下一个简洁完整的定义。失眠并非单指人们无法入睡的状态，而应包含以下两大要素：

1. 渴望睡觉却睡不着；
2. 非常在意无法入睡这一问题。

下面就让我们逐一来梳理上述两大要素。

首先，第一要素。很多人在渴望睡觉时无法入眠，如入睡困难的失眠，即患者难以入眠的情形。大多数人认为，超过 30 分钟没有睡着即可定义为失眠。但我认为，无论花多长时间才能入睡，只要时间长到令人懊恼就属于失眠。

另外一些患者的问题是睡眠维持障碍。保持睡眠障碍性失眠患者的症状是入睡或许较快，但整夜频繁醒来。通常来说，入睡困难的失眠患者更为焦虑，而难以维持睡眠或过早清醒的保持睡眠障碍性失眠患者有抑郁倾向。大多数睡眠专家对此都非常认同。事实上，更精确

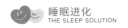
地说：任何睡眠效率低下的人，即真正睡觉的时间占一天中花费在床上的时间总和的百分比很低的人，都属于失眠患者。

接下来，通过观察患者对入睡困难的反应，我们可以梳理第二要素。我晚上总是很快入睡，虽然不是每晚，但几乎如此。对于熄灯后难以快速入睡，我其实不太在意，也不会为此担忧。有时，即便连续两晚入睡较慢，我也不认为这对自己的生活会造成不良影响。更甚者，有时我想挑战自己，看看能不能整晚在床上安静地躺着而不入睡。在床上，我想着绝妙的周末计划，想着家人，想着让贾达为我准备丰盛的意大利晚餐，想着其他一些重要的事情，然而我的挑战从未成功过。但即便你彻夜未眠，也不要忘记，休息也是有好处的。

2005 年，神经学家吉尔伯特·霍弗－丁格利（Gilberte Hofer-Tinguely）表示，只休息不睡觉也可提高认知表现，休息并不是浪费时间。事实上，2009 年的一份研究揭示了：休息与睡觉一样，也能提高人们在一些认知任务上的表现。所以，如果上床后无法快速入睡或夜晚长时间醒着，你也不用对此过于担心。

往下阅读前，我想提醒你，虽然我是通过资格认证的神经科医生，同时也是通过资格认证的睡眠专家，但我不是传统意义上的睡眠医生。我研究睡眠领域很长时间了，十分清楚传统方法不一定是解决睡眠问题的最佳方案。我认为大多数"好的"医生也会赞同我的说法，没有两个患者的睡眠问题是完全相同的，所以不可能存在一种解决办法适用于所有患者的情况。

我对失眠的见解不一定符合传统。我觉得现代睡眠医学中有关失眠症的解决方式不是特别有效，虽然它正逐步完善。我们常常把失眠症细分成许多类别：睡眠卫生不当导致的失眠、睡眠知觉错误导致的失眠、慢性疾病诱发的失眠等。

但我发现，分类对患者没什么帮助，因为他们通常表现出众多的失眠并发症。当今，美国睡眠医学学会（American Academy of Sleep Medicine）采用的是一种更有效的分类方式，即把失眠分为短期失眠、慢性失眠及通过患者的症状，难以辨别是短期还是慢性失眠的其他类型失眠。

尽管在正确的道路上前进了一大步，但我认为还可以更好。本书不讨论其他类型失眠，只关注短期和慢性失眠。

实际上，对我来说，借助模糊的时间界限区分短期（急性）与慢性失眠并没有多大用处。正如疖疮一样，虽然生疖疮是不太愉快的经历，但是很多人都曾长过奇怪的疖疮。有时我们用手挠挠它就好了，但如果疖疮比较顽固且持续反复发作，那么短期疖疮就会演变成慢性疖疮。假设这时我们才开始寻找疖疮的治疗办法，就会把它当作一种慢性疾病，而它也是短期疾病演变而来的。失眠也是如此。因此，本书将采用不同的分类方式，把失眠分为轻度失眠和重度失眠。

焦虑是睡眠的头号敌人

人类总是为各种各样的事情担忧，甚至是冰川融化和水资源短缺这样的事。种种担心导致了偶然性睡眠不佳。我认为个别夜晚出现睡

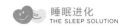

眠问题实属正常情况，不用太过在意。那么，为什么还存在轻度失眠的诊断呢？

我创建轻度失眠的分类，最主要是为了加深患者对此的理解，即轻度失眠往往没什么风险。我已经讲解了大多数的睡眠问题的原因，通过本章，我希望轻度失眠患者及早发现自己的睡眠问题，在轻度失眠恶化成重度失眠前，将它扼杀在摇篮里。轻度预示着患者可以保持乐观，且能轻松解决问题。

解决轻度失眠的关键在于，全面彻底排查失眠原因，以找到问题的根源。轻度失眠的原因众多，很多文章大费周章地探讨各种可能的原因，我敢打赌，这些内容对众多失眠患者而言无关紧要。既然你已经深入阅读到这一章节，我相信你已经深知过量喝酒不利于睡眠，且已经尝试了褪黑素、拥有规律的睡眠时间。但如果你已经试遍了第8章介绍的所有方法，而你的睡眠问题仍然存在，那原因何在？

焦虑是睡眠的头号敌人，你信吗？不信的话，翻翻失眠患者的相关博客，再找找患有某种罕见疾病的患者的博客，看看谁对自己的疾病更为焦虑？

睡眠专家查尔斯·莫林（Charles Morin）提出了一种理论，称有轻度焦虑倾向的人患失眠的可能性更大。用他的话说，有轻度焦虑倾向的人就是易感人群，这种类型的人

往往对自己要求比较高，也相对优秀，但很多时候他们是
糟糕睡眠者的代名词。他们的大脑像被仓鼠转动的轮子一
样，无法停下来。

在一个失眠患者的博客上，我看到人们留下的评论中，"大脑"
这个词出现的频率多达 15 次：

"让大脑保持警惕"

"让大脑平静下来"

"问题的根源就是大脑一直在胡思乱想"

"让大脑真正地放松"

"让大脑保持警觉并不容易"

"大脑工作超时"

"我需要我的大脑运转起来"

"让大脑停止运转"

"减轻大脑压力的诊所"

"大脑战胜情绪"

"大脑有焦虑倾向"

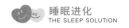
"基于大脑思维的减压法"

"练习大脑思维"

"大脑清晰很关键"

"我睡不着是因为大脑一团糟"

什么是大脑一团糟？试着在谷歌里搜索"大脑一团糟"或"思绪翻腾"，看看有什么结果。你会看到双向情感障碍（bipolar disorder）、躁狂症（mania）、强迫症（OCD）和焦虑等字眼儿。我并不是说你会因为睡眠问题而变得狂躁，但是请相信，如果你的睡眠存在问题，则说明你有一定程度的焦虑。

某种程度上，如何应对睡眠问题是存在技巧的。如同吃东西，通过训练，有些人能在 10 分钟内吃完 43 根热狗。睡眠也是如此，通过练习解决技巧，我们可以自如地应对自己的睡眠问题。在解决睡眠问题的道路上，大脑总是充当拦路虎的角色，我们越是关注睡眠就越是难以入睡。

在泰格·伍兹（Tiger Woods）小的时候，他父亲会在他击球前吓唬他或给他压力，从而让他适应高压环境，并帮助他培养排除干扰专注手中任务的能力。我要说的是，困倦时入睡的技巧比在 13 米外把球击入洞并赢得百万锦标赛的技巧容易得多。公牛骑士冠军唐尼·盖伊（Donnie Gay）在谈及自己骑着 900 千克重的公牛时说："当时真是有各种各样的压力。"但是坦白讲，在失眠症患者看来，入睡的压力和击球入洞或骑公牛一样让人望而生畏。

一旦忍受睡眠问题长达 3 ~ 6 个月，患者入睡前的心理就会悄然发生变化。上床睡觉原本作为相对轻松的活动，逐步转变为非常消极的任务。对睡眠的恐惧在睡前几小时就开始了。人们开始担心是否有足够的安眠药，他们憎恨另一半有快速入眠的能力，自己却翻来覆去难以入睡，巨大的挫败感油然而生。对一些慢性失眠症患者而言，最初导致失眠的行为已无关紧要。很多人在离婚期间睡眠质量较差，但让离婚毁掉今后 10 年的睡眠就太不值了。总是有患者告诉我，他们多年来的失眠是因为很久以前的某次失业，但若真的是很久以前，那就不太真实了。

了解失眠的形成原因将帮助我们弄清真相。多次经历离婚或失业等事件，会导致患者突然性焦虑增加，造成睡眠质量急剧下降。一些人在遭遇生活变故后，会经历短暂的糟糕睡眠时期，而后恢复正常。也有一些人的糟糕睡眠会持续下去，不过，真正的原因不是对初始事件感到焦虑，而是出于对睡眠的担心。换句话说，他们的睡眠之所以出现问题，是因为他们担心自己的睡眠出问题。

失眠患者常常在晚上入睡前给自己施加巨大的心理压力，他们担心如果自己不快速入睡，就会影响第二天的工作效率或心情，对失眠的焦虑逐步上升为恐惧。不久后，他们就变得非常警觉，以致影响原本可以香甜的睡眠。

实际上，糟糕睡眠的危害远没有你想象的那样严重。很多个夜晚，

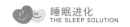

我都通宵完成研究项目、填税单或一些无须费脑的任务，然后在日出前，照常锻炼身体。第二天白天我有什么异常感觉吗？真的没有。我可以顺利高效地度过当天吗？当然了。只是那天你别插我的队，否则我很有可能把你脸上的肉咬下来。

失眠症患者常常使用"失常"等字眼，描述自己经历糟糕睡眠后的状态。仅仅因为前一天晚上睡得很少或失眠，并不意味着你就无法迎接新一天的到来。我不是说第二天会充满玫瑰花与巧克力，我只是认为你不会真的失常。

> **安睡** 小贴士　焦虑和压力是失眠的关键因素。承认它们在睡眠障碍中起的作用，努力使它们最小化。

疾病可能是导致失眠的元凶，其中包括伴有疼痛的身体机能障碍和急性焦虑症及双向情感障碍等心理疾病。治疗此类疾病的药物也可能是造成失眠症的原因，如抗抑郁药和抗过敏药。

如何区别原发性失眠症和继发性失眠症是个重要的医学问题。原发性失眠症缺乏明显的病因，相反，继发性失眠症往往有明确的病因。举个例子，假设有位患者，因为脚踝和大拇指疼得要命而难以入眠，这难道真的属于睡眠问题吗？

对我而言，如果患者脚踝上夹着捕熊器走进我的诊所，我会认为他没有什么睡眠问题，而脚踝上的捕熊器对他而言是个大问题。

认知行为疗法：识别并管理压力

压力和焦虑充斥在我们周围，一些是可控的，另一些是不可控的。识别并管理压力即认知行为疗法（cognitive behavioral therapy，简称 CBT）正是改善失眠的重要方法。

对一些人而言，失眠和焦虑是难舍难分的慢性问题，因而需要更明确的解决方案。2015 年，《内科医学年鉴》（*Annals of Internal Medicine*）上的大型元分析（Meta-analysis）表明，认知行为疗法对治疗失眠症十分有效，因为它直击病症核心，如消极的信念、焦虑和坏习惯。在我看来，没有哪种疗法的落脚点如此贴近失眠的源头。

有很多介绍认知行为疗法的书，在此，我不想赘述。尽管许多人已经有所了解了，我认为还是有必要突出一下重点。

什么是认知行为疗法？

认知行为疗法是解决失眠症或其他心理障碍的方法。它通过深入探究可能导致失眠或加重失眠的机制和行为，从而改变你的睡眠方式。

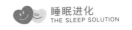

它适用于多种情况，例如考试焦虑症、飞行恐惧或其他任何不合理的恐惧。当它被专门应用于睡眠领域时，也被称为 CBT-I。

一些因素或技巧可归入 CBT-I，每一种都能用于改善入睡困难。

良好的睡眠教育：在探讨 CBT-I 时，良好的睡眠教育不常被提及，但在我看来，这是基础。患者需要了解睡眠科学，知道什么是真相、什么在理论上行不通。如果患者告诉我，他可以站在阳光下像杜鹃花一样通过光合作用合成食物，我们不会再继续深入探讨。首先要做的是，帮助他理解在现代科学上这是不成立的。从 CBT-I 的角度来看，本书致力于让你大致了解睡眠知识，以便更好地了解你自己的睡眠模式。欢迎了解 CBT-I。

良好的睡眠卫生：你对此已经有了全面了解。现在，你拥有舒适的卧室、松软的枕头和舒服的睡衣。

刺激控制疗法：除了睡觉，不能在床上做任何其他事情，包括但不限于学习、工作和看电子设备。你已经知道这些了！你知道的知识太多了。此外，刺激控制疗法要求你的卧室尽可能地引起你的睡眠欲望，并要求你只有在困倦时才可以上床。

睡眠限制（sleep restriction）疗法：首先确定自己的睡眠需求，并给予足够的时间。如果你总是过很长时间才入睡，就不要在床上待太久。我是说真的，我认为睡眠限制这个术语不好，应更换成"床上不睡觉时间限制"或"无聊时间限制"。不论叫什么，它相当重要且容易被误解，所以我特意给它留了一节。

放松疗法：你必须关注失眠的影响，因为它会支配你的生活。对我来说，告诉患者休息很简单，但是患者真正做起来却很不容易。以下技巧可用来帮助人们，学会如何在夜晚冷静下来。从你的脚趾开始，舒展它，然后让它放松，接着是小腿。你之前做过类似的训练吗？你逐渐放松全身，一步步放轻松、深呼吸。这个技巧不仅有助于患者放松，而且会向大脑发出即将睡觉的信号。此外，这个技巧不会

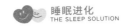
让患者快速进入打盹儿模式。换言之，"躺在床上让自己努力睡着"的老方法，正在被"上床睡觉前做一些放松训练"这一新办法所取代。记住：永远不要"努力"睡觉。

认知疗法：这是关键部分。如果把 CBT-I 比作一盘海鲜杂烩，认知疗法就是其中的蛤蜊。此种疗法致力于消除或改变患者不合理或无用的睡眠信念，如"我一旦失眠，身体机能就不正常了"。认知疗法让你认为：失眠不会影响你给三年级学生上课，不会影响你去杂货店采购等，也不会让你的行为失常。它同样可以帮助患者减少担忧。

接受你的失眠问题，尽量改善，按你的节奏生活

本书不囿于传统思维，并聚焦于睡眠领域的认知行为疗法（CBT-I）。我希望本书会帮你更全面地理解自己的睡眠，并找到合适的解决方案。即使我考虑周密，一些读者还是无法快速地找到失眠解决方案。事实就是如此，医学资源有限，医生也是人。不管怎样，有些人就是感觉自己时不时会失眠。

面对睡眠障碍，直面和接受它是最有效的解决办法。接受你的失

眠问题，尽量改善，继续生活。我目睹过成千上万名患者，他们饱受睡眠问题和失眠的困扰。根据我的经验，睡眠障碍与人们选择的解决办法一样无力，请允许我对此作个解释。

晚上，去任意一所医学院看看，或者回想 20 年前的工作时间限制制度，或者与一位当年值过班的医生交谈一下，我都会记起我的实习时光。那时，我需要随时待命，几乎没有时间睡觉，而且成了常态。连续数月，实习医生每两天或三天只睡一会儿或根本不睡，但他们的身体机能水平非常高。医生们要做手术、抽脊髓、给患者脖子缝针等，他们的机能必须运转正常。他们困吗？当然困。但关键在于：尽管经历了极端睡眠剥夺且十分困倦，这些人的机能水平却出奇的好。

为什么通常没有表现出明显困倦的失眠症患者，却饱受睡眠障碍的困扰呢？或许因为这是一种选择。

如果本书帮助你改善了睡眠，那我就成功了。如果失败了，亲爱的读者，我真诚地希望你持有这样的观点：你在努力改善睡眠，睡眠困难不会毁掉你的生活。不论今天的睡眠如何，明天都将是崭新的一天。如果昨晚的睡眠令你不满意，那么解决明天的问题才是重点。

请不要让睡眠障碍决定你的生活，花一两个小时才入睡没什么大不了的。躺在柔软的床上，远离一天的压力，舒展四肢，全身放松，难道你会为此感到恐惧和沮丧吗？不要让这个小问题把你引到重度失眠这条黑暗的道路上。

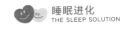

失眠方程式

我想出了一种算法，它可以预测花多长时间才能解决你的失眠问题。

（1+ 失眠年限 ＋ 安眠药用量）/ 每晚睡眠时长 × 埃普沃斯嗜睡量表得分 = 改善时长（单位为"月"）

失眠年限：患失眠症的年限；

安眠药用量：你尝试过的安眠药品牌数量；

每晚睡眠时长：每晚平均睡眠时长；

埃普沃斯嗜睡量表得分：填写第 3 章的埃普沃斯嗜睡量表后，计算出的得分。

注：如果你的数据出现错误或小于 0，要么你没有完整阅读本书，要么你尽管失眠却丝毫没有困意。如果是后者，我比你困得多，你应该帮帮我，而不是我帮你。

请用失眠方程式自测一下。解决这个问题需要时间，它在你心里扎根的时间越久，铲除它所需的时间就越长。它可以被解决，所以我称之为重度失眠而非"无法解决的"失眠。

第 10 章
重度失眠拯救方案

　　最近我在看一档医学节目，有一位女士声称，自 1995 年起就没再睡过觉。的确是很长的时间了。节目中，睡眠专家身着浆洗过的实验室白大褂，微笑着给那位面容憔悴的女士提出了两个解决办法。那位女士十分走运，因为这两个解决办法如同两颗闪烁着睡眠智慧、充满力量的宝贵珍珠。那晚，她一定会拥有天使般的睡眠。正如信仰治疗师教信众起身就可以告别轮椅一样，专家宣称以下建议能帮助人们摆脱睡眠困扰：

　　1. 找一份最无聊的说明书，然后上床阅读。
　　2. 在床上将身体转 180 度，使头部位于床脚，双脚位于床头。

　　仅此两点。首先，如果单凭此类建议就能解决那位女士的睡眠问题，我就得立马换工作了。从那位女士的表情判断，她的睡眠问题可能已经持续了 21 年之久。我们在开玩笑吧，教给有严重失眠症的患

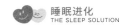

者的方法竟如此简单，就好像和绿巨人开战时，我们的武器却是个单薄的弹弓。

其次，既然我们对这位女士的情况知之甚少，又如何解决她的睡眠障碍呢？我写这本书的目的就是，希望我的患者了解到门诊治疗以外的东西。虽然上述两条建议没有坏处，但我还是觉得，大多数医生都将认同，这样的建议对重度失眠患者基本没什么作用。她可以把卧室粉刷成让人放松的蓝色，但一桶油漆所能起到的作用，也许仅是让她吸一会儿挥发物，然后昏倒在床上。那位专家的建议本身没什么问题，但面对失眠患者，我认为这种快速解决建议有些夸夸其谈，它会给患者带来更大的挫败感，同时与患者的需求相去甚远。

重度失眠绝对需要单独开辟一章甚至用一本书的篇幅大书特书。它宛若一头无情的洪水猛兽，将人们生活中的所有希望和快乐吞噬得一干二净。好吧，好吧，它并没那么糟。不过，要是你去和重度失眠患者聊天，你很快就会明白重度失眠带给人们多大的痛苦。

一般来说，失眠问题引人关注，但很大程度上，它只是一种症状而非疾病。换言之，根本就不存在类似喉咙疼痛综合征这样的疾病。你的喉咙疼痛是因为你患了链球菌性喉咙炎或病毒性咽炎，或是因为你在贾斯汀·比伯（Justin Bieber）的演唱会上整晚狂喊不止。然而，这也无法阻止患者唉声叹气，说失眠就好比成人牙缺失等遗传性状。我现在还有一颗小臼齿，如果你带着这本书来我的签售会，我会很乐意向你展示这颗牙。还想大饱眼福？请我母亲展示一下她的臼齿吧，我觉得她有 3 颗。我猜想，我是从她那儿遗传的。

失眠与此不同。迄今为止，虽然还没有发现失眠基因，但失眠很有可能是遗传因素在作怪。换句话说，不存在负责灌篮能力的基因，但某个影响身高的基因，可能与灌篮能力关系重大。这不一定意味着个子矮的人的灌篮能力就很弱，也不意味着身材高大的人就一定擅长灌篮。耶斯·冯·索梅伦（Eus Van Someren）是一名荷兰的睡眠研究人员，他的关于"失眠基因"的研究在互联网上引起了广泛关注，却没有引起媒体的足够重视。不管是否存在失眠基因，让自己先对此有个心理准备吧。

还有！还有！通读所有相关研究，它们基本都在讲人们是睡觉的，事实上，人们的睡眠时间还挺长。虽然他们的睡眠相当碎片化，但与"不睡觉"是完全不同的。

我完全接受一个观点，即一些人的基因序列可能影响其睡眠成功概率。不过，我同样接受这样的观点，即影响人一生的基因序列，可能与遗传学毫不相关。试想一个孩子每天早上醒来后，都会听到母亲因失眠而痛苦不已的抱怨。他可能一边吃着早餐，一边联想自己的偶尔失眠可能与妈妈的失眠有关。难道孩子的偶尔失眠真的是因为失眠基因吗？虽然，我觉得基因决定眼睛的颜色和卷曲舌头的能力的观点都值得怀疑，然而，一些人当然也有可能拥有抗失眠基因。

基于以上因素，我们常常把失眠分为原发性失眠和继发性失眠。上一章就提到过，你还记得吗？继发性失眠指由某种疾病或因素所导致的失眠，常见因素有慢性疼痛。假设，从你的臀部到大脚趾有条闪电状的疼痛带，这种坐骨神经痛在夜晚如地狱之火般灼烧着你，让你

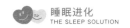
难以入睡，那么这并不属于睡眠问题，而是疼痛引起的入睡困难这种继发性问题。然而，重度失眠的原因难以查明，有时似乎不可能查明。没有明确原因的失眠，我们通常称之为原发性失眠。此时，失眠就变得莫不可测。

很多人可能不喜欢我接下来要讲的内容。如果你从书架上抓起这本书，并直接跳到这一章节，你可能会感到非常沮丧。因此，阅读时请保持轻松的心态。

我每天都要处理慢性失眠问题，而且是自从迈克尔·菲尔普斯（Michael Phelps）开始囤积奥运金牌起就这样了。对失眠问题的关注几乎贯穿了我生命的大部分时间。失眠症患者灰心丧气，对生活没有希望，为忍无可忍的睡眠问题操碎了心。

我不会冒险推测这些人的心灵受到了创伤，说得更清楚些，我不会说他们因失眠而受到心理创伤。实际上我真正想表达的是：长年累月的重度失眠本身就极具创伤性！

大多数慢性失眠患者常年睡眠质量低下，他们试遍各式各样的药物治疗，却几乎看不到持续的效果。很多服用各种药物的患者坦承，药物治疗对缓解睡眠困难毫无帮助。用一分钟时间思考这个问题：许多人服用的药物根本不起作用，那他们究竟为什么要这样做呢？我可从未见过盲人佩戴改善视力的眼镜。

重度失眠患者看过不计其数的医生、催眠师、针灸师、按摩师、心理咨询师和生物反馈专家，甚至，他们还通过写博客寻求帮助。

我生活中的一大部分时间都贡献给了睡眠会议。我在这些会议上发表演讲，介绍研究现状。不过更多的时候，我都在倾听比我更出色的研究人员的工作和研究成果。

偷偷告诉你，在非公开的医学会议上，医生们关于慢性失眠患者的讲话，和亲自或通过书面形式与患者交流的内容不一样。虽然我从未参加过矫正手术会议，不过，我敢打赌，骨科医生之间关于小腿骨折的谈话和医生对患者的谈话应该差不多。

不要随便给自己贴上"失眠症患者"的标签

我有三个孩子，一个女儿，两个儿子。女儿现在在读高中，将来很可能会进入某所大学。对我来说，观察她很有趣，引导她上学也是很有趣的经历。

研究已经充分证实，所有的学生，尤其是女生，看待自己学习数学和科学的能力，会对这些学科的成绩产生极大的影响。对于一些学生，所谓的"对数学擅长"或"对数学不擅长"这种身份在她们很小的时候就形成了。她们一旦被认为"对数学不擅长"，就算数学方面的综合能力再高，她们的数学成绩也不会很好。并且，她们会竭力避免从事一切与数学、科学相关的职业。但如果观察这些学生的成绩，这种躲避数学的行为就说不通了。往往，同班的女孩子和男孩子在课堂上的表现是一样的，也就是说，她们的表现不能反映出她们的能力乃至考试结果。

类似的现象在失眠患者身上也可以看到。睡眠研究人员肯尼

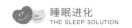
斯·利希斯坦（Kenneth Lichstein）创造了"失眠身份"（insomnia identity）的观念，我认为这个术语用得很妙。这一观念的核心在于：失眠患者认为自己就是睡不好觉或失眠的那类人，尽管有证据表明相反的结果。CBT-I 的主要目的就在于此。

回想起 20 世纪 90 年代中期，我在露营假日旅行中心做顾问时，宿营医生明确指出，我们不能称呼有高血糖特征的露营者为"糖尿病患者"，也不能把有凝血障碍的孩子叫作"血友病患者"。

为什么不能呢？

我认同医生的说法。这些了不起的孩子远比医学问题重要，他们不一定患有某种疾病，并且也不希望他们被贴上这样的标签。因此，他们不是糖尿病患者，而是血糖高的孩子。不要小看这个细微差别，它相当重要。

许多有失眠症状的患者是"失眠症患者"而非"睡眠有障碍的人"。如果我只在极个别夜晚睡得不好，我从不会觉得自己是失眠症患者。为什么我要把自己归为失眠症患者呢？难道我忘记了其他美好的夜晚，忘记了假期时慵懒的打盹儿，或是每年满世界飞时在飞机上睡得流口水的尴尬瞬间了吗？难道说这些睡眠都不算吗？

然而，对确立了失眠症患者身份的人而言，他们对自己睡眠的看法不受事实的影响，往往忽略那些自己睡得不错的夜晚。有时，他们一晚的睡眠时间达 7 小时，但他们却只记得那些失眠的夜晚。

说到重度失眠患者，我们的研究必须在现实世界中进行。回过头，看看我女儿的数学成绩。哇，她有 2 次考试和 6 次小测验拿了 A，一次家庭作业得了 C。她在数学方面原来这么厉害！让她知道这一点很重要，因为这会增强她的自信和自我认同感。虽然她得了一个 C，不过她已经搞清楚那次作业出错的原因了，所以也没什么，什么事情都不能太过关注。

失眠患者一旦认定了自己睡眠不好，随之而来的往往是对睡眠的无能为力。了解了这些，我们就可以创建一个表格，给所有的睡眠患者进行分类：

表 10.1　寻找你的睡眠身份

<table>
<tr><td rowspan="2" colspan="2"></td><td colspan="2">睡眠质量</td></tr>
<tr><td>睡眠质量良好</td><td>睡眠质量差</td></tr>
<tr><td rowspan="2">睡眠身份</td><td>积极睡眠身份 / 痛苦较少</td><td>认知相符的睡眠较好者（睡得不错，自己也知道这一点）</td><td>认知不符的糟糕睡眠者（睡眠质量低下，不过自以为睡得不错）</td></tr>
<tr><td>消极睡眠身份 / 非常痛苦</td><td>认知不符的良好睡眠者（睡眠很好，但感觉睡眠不足）</td><td>认知相符的睡眠较差者（睡眠不好，并了解自己的问题）</td></tr>
</table>

观察这个表格，你可以看到有睡眠糟糕并把自己视为睡眠较差者的人，同样也有知道自己睡眠良好且实际睡眠质量也不错的人，并且他们往往还很乐意告诉你这一切。

现在请把目光聚焦到蓝色单元格，利希斯坦等人把他们定义为认知不符的睡眠者。对于认知不符的糟糕睡眠者，他们对睡眠的抱怨与自身实际睡眠质量不相符。和那些睡眠呼吸暂停综合征患者一样，他

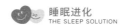
们的睡眠质量较差。睡觉过程中，他们会窒息、咳嗽、乱踢、整晚呻吟喘息，让同床者难以入眠。而对于被送到我的诊所，他们感到莫名其妙，因为他们觉得自己睡得不错。

还有另一群对睡眠的认知与实际不符的人。他们整晚睡得不错，时长充足，质量也高。结合他们的睡眠研究看，他们的睡眠非常棒。尽管如此，他们仍然对自己的睡眠质量担心得要命，因为他们以为自己的睡眠相当糟糕。

许多研究都以不同的睡眠者为研究对象。其中有一项研究，特别对比了睡眠良好者、不觉得痛苦的睡眠较差者和感觉非常痛苦的睡眠较差者。分组依据如下：

1. 他们的睡眠质量；
2. 他们对自己睡眠的认知：根据他们的自我感觉和实际的
   疲劳感及困倦感。

2000 年，一项分别以 136 名大学生和 194 名老年人为研究对象的研究发现，不觉得痛苦和感觉非常痛苦的睡眠较差者的睡眠质量基本相当，且与睡眠良好者相差甚远。而在身体机能方面，感觉非常痛苦的睡眠者抑郁、困倦、疲劳、认知损伤的程度都高于不觉得痛苦的睡眠者。后者的身体机能与睡眠良好者的相差无几。也就是说，睡得不好也没关系，只要你感觉良好。你要做的就是相信自己！

不幸的是，还存在相反的情况，即实际睡眠良好，却自我感觉睡眠糟糕。你的睡眠质量并不糟糕，睡眠时间也刚好，但你依然觉得很痛苦。之所以如此，只是因为你相信自己。

在研究中可以看到，痛苦的睡眠良好者的身体机能比无痛苦的睡眠良好者的差，这没什么令人惊讶的。真正让人惊讶的是，痛苦的睡眠较差者和痛苦的睡眠良好者的身体机能水平差不多。这似乎揭示了某些失眠患者出现"功能障碍"的原因。功能障碍与患者对自身睡眠质量的认知（及由此产生的压力）联系更紧密，而非他们的实际睡眠状况。

那么，关于你的睡眠问题，我们要问你第一个问题：你对睡眠的担忧，是否在某种程度上导致了你的睡眠问题？你是否觉得它比实际更严重？这里我们需要的是他人观察你之后的真实反馈，以及睡眠问题对你生活的重要性。

睡眠压力测试

1. 找个知心朋友，而非男女朋友。
2. 告诉他／她，你有个针对网络课堂的项目。
3. 将项目概括为一个练习，以检验那些能区分个体的特征。

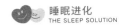

4. 告诉你的朋友，你将问一些只需回答"是"或"否"的问题。

5. 问他/她第一个问题："我是一个好人吗？"如果你的朋友回答"是"，你可以放轻松，然后继续问问题。但如果答案是"否"，我就大概知道为什么你晚上努力入睡时会感到有压力了。

6. 下一个问题是："我对我的工作擅长吗？"再是："我足够健康吗？"

7. 然后是："我睡得好吗？"

   这个朋友没有和你一起生活过，所以除非你主动说起过这些事情，否则你的朋友并不能轻易回答这些问题。我的助手塔米与我共事10年，我们在我们赖以谋生的睡眠诊所里谈论睡眠，而我却不知她睡得如何。我猜应该不错，因为她从没抱怨过。

8. 如果答案是以下任意一个，你或许就真有问题了：

   • 不。

   • 天啊，不！

   • 大笑后反问："你是认真的吗？"

   此时，回到第6步。如果以上问题的回答都是"是"，那么你的压力或许就比你想的还大。

睡眠十律

在我看来，查尔斯·莫林对失眠的研究结论及相关书面报告犹如真理。1993 年，他出版的《失眠：心理评估与管理》（*Insomnia: Psychological Assessment and Management*）被视为业界权威。

莫林在书中为治疗失眠创立了"失眠旧约"，任何有睡眠问题的人都能倒背如流。如同摩西传播十诫的目的，莫林希望通过此书传播智慧之语，试图把人们带向睡眠的乐土。

以下是我对该书重要内容的总结：

1. 不必依赖任何睡眠辅助、白噪声机或 iPhone 的睡眠应用。
2. 不必因失眠留下不可磨灭的阴影，不能将生活中所有的坏事都怪罪于失眠。
3. 不必在试图睡觉但无法入睡的时候呼唤上帝的名字，这没有用。
4. 在安息日不要睡觉，并守之为圣日。
5. 尊重父母，不要把失眠怪罪于他们的遗传。
6. 禁止杀戮、偷窃或通奸行为，负罪感会毁掉你的睡眠。
7. 睡觉是这个世界上最重要的事，然而今晚的睡眠相对不那么重要。

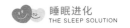
8. 经过糟糕的一晚，第二天没有你想象的那么糟糕。

9. 床用于睡觉和性爱，如果你在床上做其他事情，请你离开。

10. 不要期望自己的睡眠像另一半的那么好，你永远不会达到那样的水平，降低你的期望值。

好吧，这些不完全是莫林针对睡眠提出的忠告，但它们同样神圣。因为你了解的大多数良好睡眠习惯都从莫林那儿来，我想它们对你来说一点儿都不陌生。如果第9条有助于你的睡眠，你不用谢我，为什么以前你对此一无所知呢？这些建议可是在地球上任何一本睡眠书籍、期刊文章或博客上都有的。

由于失眠症的慢性特征，很多患者开始把睡眠问题列入自己核心身份的一部分。在某些时候，"睡眠较差者"身份对他们认清自己是什么人至关重要。随之而来的问题是，倘若有人突然质疑你对自己身份的认知，后果将十分严重。就像离婚造成的破坏，你一夜之间不再是丈夫或妻子，你身份中这一决定性的部分不复存在了。

如果你正在阅读本节内容，请好好想一想我所说的话是否存在一丁点儿真理。你家人知道你难以入睡吗？如果知道，那又是怎么知道的呢？通过每年的节日卡片可以知道吗？你会在派对上和刚认识的人说起自己的失眠问题吗？如果有人说自己入睡困难，你是否迫切希望讲述自己的失眠经历以盖过别人？

失眠没什么大不了

现在我们再次出发。接下来我要讲的话可能会让你抓狂，并再也不想继续看这本书了。

请看前 100 种死亡原因：

心血管疾病、呼吸系统疾病、脑卒中、阿尔茨海默病、糖尿病、呼吸道感染，肾病（肾炎）、自杀、败血症、肝病、高血压性心脏病、帕金森病、谋杀、传染病、心脏病、艾滋病、慢性阻塞性肺气肿、围生期疾病、消化系统疾病、腹泻、枪支暴力、战争、肺结核、疟疾、肺癌、交通事故、儿科疾病、神经紊乱、胃癌、生殖泌尿系统疾病、肝硬化、结肠直肠癌、肝癌、麻疹、妇科疾病、先天畸形、营养不良、乳腺癌、食管癌、炎症性心脏病、溺水、中毒、风湿性心脏病、口腔癌、口咽癌、火灾、百日咳、前列腺癌、白血病、胃溃疡、蛋白质能量营养不良、内分泌紊乱、哮喘、宫颈癌、胰腺癌、破伤风、性病、膀胱癌、脑膜炎、梅毒、缺铁性贫血、卵巢癌、癫痫、肌骨病、B 型肝炎、酒精使用障碍、药物使用障碍、子宫癌、皮肤病、黑色素瘤及其他皮肤癌、丙型肝炎、利什曼病、锥体虫病（非洲昏睡病）……

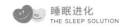
好吧，我放弃继续下去了。这是我能列出的最完整的清单。注意到这张清单上缺了哪一项吗？对，正是失眠。

没有人因失眠而死，但有人可能会因为嗜睡而死亡，所以，不用对失眠问题过度担心。

迈克尔·索比（Michael Thorpy）是一位杰出的睡眠专家，他在《纽约时报》中引用上述清单撰写了一篇题为《你会死于失眠吗？》（*Can You Die of Insomnia?*）的博文。他在文中强调，睡眠剥夺不同于失眠，慢性失眠不会直接导致死亡，但睡眠剥夺会增加一个人罹患死亡率较高的其他疾病的风险，两者不是一回事。要是有人把这些信息传达给媒体就好了。

失眠不等于睡眠剥夺。请把它们区分开。马特·劳尔（Matt Lauer）曾在电视上讲，睡眠剥夺是纽约州列车相撞事故的原因。他还指出，睡眠被剥夺的轮班工人更容易患有某些疾病。他说这些话时并非是在谈论失眠问题，说清这一点相当重要，因为理解错误会诱发引起失眠的最重要因素：恐惧。

你会失眠，是因为你恐惧失眠

我花了 20 多年时间研究和思考睡眠。这么长时间地研究如此细分的课题让我有机会见到成千上万名患者，受到众多优秀医师的指导，以及了解无数其他研究人员的研究结论和观点。

如同史蒂芬·霍金（Stephen Hawking）尝试将宇宙运行整合成为一个统一理论一样，我试图凭借自己多年的研究，把失眠这个复杂的领域浓缩成一个词。

对我来说，这个词就是：恐惧。

小时候，我并不太喜欢黑暗。一天，朋友和我想尝试在爸爸为我们在森林中修建的小房子里睡一晚。当自己躺在睡袋里，看着身旁的朋友时，我心想：这事将来永远不会再发生了。我真切地记得，自己用带去的电池供电式的杰伟世小音箱（JVC jambox）播放了加里·赖特（Gary Wright）《梦想编织者》（*Dream Weaver*）的开篇曲，并完全沉浸其中。后来，我们向山上一路狂奔，回到我家，还是觉得那间20世纪80年代初的卧室更安全。

让我们进一步分析一下当时的情形。我们去小房子睡觉。这个小房子真的非常小：2米×4米的结构，拥有木板墙、瓦屋顶等，可隔热。屋后还附带木制平台，可将屋后山色尽收眼底。房屋建得很结实，非常安全，从里面反锁后，就没什么可以进入房子内部。我打赌，野熊会因为无法闯入而怒气冲冲。也就是说，我们的任何恐惧都毫无道理。

这种恐惧缺乏理性，就好像害怕小丑一样，我们为一些完全不必害怕的东西感到恐惧。这就是恐惧的神奇之处，它没有逻辑或事实支撑，可以是人为想象的事实。比如我们在下面听到熊的脚步声，然后死里逃生，但这通常有待证实而非解释说明。

因为恐惧，我们回到卧室。幸运的是，《梦想编织者》被J.吉尔斯摇滚乐队（J.Geils Band）的《插页》（*Centerfold*）所取代，房间里

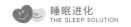
根本看不到森林中徘徊的熊，或者是精神错乱的逃犯，几分钟后我们就酣然入睡了。

事实上，在到达小屋、钻进睡袋之前，我就觉得那晚自己不可能睡个好觉。当我们为整晚的冒险列好物品清单后，我的潜意识就有预感：我们终将回到卧室睡觉。虽然我很愿意去冒险，但在离家前，我就清楚自己在小屋很可能会睡不着。一旦真的走出家门，我就再次感到内心的挣扎，无法睡觉的恐惧就涌上心头。

恐惧是导致失眠的核心因素。像失眠这种会对你产生影响的事物，恐惧必然起主要作用。哦，你可以给它换个称呼，但无论你如何区分，来我办公室的患者至少在某种程度上是出于恐惧才会有失眠问题。

"我**担心**如果睡不着，我会出现健康问题。"

"我**害怕**如果夜晚睡不着的话，我会觉得孤独和无趣。"

"我**担心**第二天不能正常工作，担心自己难以在工作中保持旺盛的精力。"

"我**发现**只要睡不着，其他健康问题和身体疼痛就会加剧，因此风湿病专家对我说保证晚上的睡眠尤其重要。"

加粗词表达的都是恐惧，用"恐惧"替代每个加粗词，你就会很容易发现这些词背后的动机。患者陷入这种恐惧，其他家庭成员、医师和其他执业医生也会如此。试想你的孩子问你："妈妈，我睡不着……我已经连续失眠几周了。"你会做出怎样的回应？

一旦睡眠没有朝着预期的方向发展，你就会受恐惧支配。假设今晚上床30分钟后，你发现自己仍然醒着，并且非常清醒，此时你的脑海中会浮现怎样的对话？假设你清醒这件事完全不合常理怎么办？

回想起以前在亚特兰大医学院的时光，有时我会很早起床，然后去教室，在那里待一整天。偶尔我会遇到结束了一天教学的妻子，我们会去学校的体育馆锻炼身体，然后一起回家准备晚餐。饭后，我再回到睡眠研究中心，开始睡眠研究。我整夜都非常清醒，直到周六早晨才回家。即使我经历了无数不眠之夜，累到精疲力竭，但有时爬到榻榻米上还是难以入睡。这种场景依然历历在目。"这实在是太奇怪了，"记得当时我心想，"为什么在该睡觉的时刻我的大脑却像一头精力充沛的驴一样呢？"

> **安睡小贴士**　接受失眠这个事实，你可能睡得更快。

然而，最重要的是，我当时并没把失眠太放在心上。我的床单清爽舒适，卧室一片黑漆漆且寂静无声。我没有病理生理学丛书，也没有厚厚一沓待偿还的账单。我十分疲倦但非常清醒，对此，我没有采取任何行动。对于我的睡眠问题，我一点儿都不在意，并不担心会有什么不良后果。我把这看成一种双赢：如果睡着了，我就胜利了；如果没有，我还是胜利者，至少我不用去杂货铺买东西。

如果和睡眠良好者交谈，你就会发现他们对睡眠的态度相当随意。"无所谓，伙计。"他们在内心深处认为，无论晚上睡得怎样，他们都会好好的。这正是你需要具备的想法，否则你注定永远纠结下去。

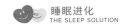

对失眠的恐惧随处可见。你要正视它，不要落入它的圈套。掌控你能控制的一切，然后忘掉它。我知道这件事做起来不容易，因为你失眠太久了，但你仍然可以做到！

请假装睡觉直到真的睡着

遗憾的是，我必须承认，有少部分人无法控制自己的失眠问题。

他们尝试过各种办法，例如读各种书籍，注册参加各种在线干预和催眠疗法课程，甚至看医生、专家、理疗师等，这已经超出严重失眠的范围了，这是恶性失眠。

面对慢性的、不可治愈的、吃药也没用的失眠症，许多书都派不上用场。有些书把它称之为"原发性失眠症"，并建议患者做好睡眠卫生工作，减少试图睡觉的时间，然后继续生活。有些书则会推荐新上市的药品，不过通常都会被冷眼相待。

有趣的是，许多研究失眠的书籍最后都以原发性失眠为收尾内容，正如吉米·希梅尔（Jimmy Kimmel）在节目结尾时说："抱歉，节目进行得太久了，我们不得不跳过马特·达蒙（Matt Damon），很期待明天他可以加入我们。"吉米并非真的打算和马特交谈，写书的睡眠医生也一样，他们并不想就原发性失眠大谈特谈。

何为原发性失眠症？要是我知道就好了，要是有任何人知道就好了。我可以写一些东西，大意是"原发性失眠是由于大脑不能分泌启动或维持睡眠的任何化学物质而引起的"。我不确定自己或大多数睡眠医生真的认为这种情况十分常见，的确有原发性失眠症患者存在，但他们与密尔瓦基酿酒人棒球队（Milwaukee Brewers）获奖一样罕见。

每次当我遇到一位我以为他是原发性失眠症患者的时候，通过研究他的日志、体动记录或真正的睡眠得出的评价却往往证明我错了。此外，他的"缺陷"通常不存在，而且不论那个缺陷是什么，它都不涉及日间过度嗜睡。很多很多年过去了，我还没有找到这类患者。

换言之，尽管此类患者的失眠症会引发各种不好的结果，但它却让患者白天保持清醒，很多情况下是真的清醒。

好好想想吧。

有一个问题：即使原发性失眠患者出现在我面前，我也只能实事求是地告诉他，睡眠医学也没有解决办法。我们将在下一章详细回顾所有的睡眠援助（sleep aids），如抗抑郁药和羟丁酸钠（一种不太常见的药物，类似 γ - 羟基丁酸，可治疗发作性睡病）。

令人郁闷的事实是，如果你真的患有原发性失眠，现代睡眠医学或许也爱莫能助，或许你余生都要遭受失眠的痛苦。我对你的最佳建议是：努力培养自己的接受能力。原发性失眠不是什么不治之症，正如我们所见，对睡眠问题的态度深深地影响着它对你的影响。如果你积极看待，会认为它让你晚上有更多时间完成其他事情。是的，你可能会感觉有一些疲劳，不过如果你愿意，还是有许多相关治疗药物的。

运动时，总有人告诉我：要掌控一切可控因素。我试图用同样的方法教育孩子。如果这听起来太过啰唆，我向你道歉，但失眠疗法是否有效，你无法控制，你能控制的只有难以入睡时的自身反应。

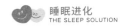

这就引出了我接下来的建议：请假装睡觉直到真的睡着。就目前来看，你是了不起的睡眠者。对于那些睡眠良好的夜晚，你并不感到惊讶。所以，对于那些睡眠糟糕的夜晚，你也不要过于在意，这只是偶然情况。

控制思想实验

1. 整整一个月不要谈论自己的睡眠，一点儿都不要谈起。如果有人询问，简单地回答："我睡得很好。"此外，还包括不要责怪让你觉得睡眠不足的因素。切记，不要说："抱歉，今天起晚了，我昨天没睡好。"

2. 远离任何与睡眠相关的言论一个月，包括各种自助书籍、互联网网页、电视节目和杂志文章等。

3. 如果有人问你一般什么时候入睡，就说你最早的入睡时间。注意，是入睡，不是上床躺着。

4. 清醒地躺在床上时，练习有明确目标的活动。比如冥想，让自己平心静气、全身放松，不要让压力有可乘之机。对许多患者而言，简单的休息就有明显的效果。让休息成为你的目标，而非睡觉。

5. 另一个策略是，假设自己在夜间执行任务。我分配给运动员患者一些和他们职业相关的任务。我对篮球运动员说：

"我希望你完美投中 50 个罚球。"对棒球投手说："我希望你完成 50 个完美的投球。"曾有位患者喜欢想象打高尔夫球，而他妻子喜欢幻想烘焙香蕉面包，无论你的选择是什么，你都要想象每一个细节，甚至包括香蕉皮上的划口。由于大脑无法轻易分辨想象和事实，你会发现无论是高尔夫的挥杆动作还是睡眠满意度都有所提高。

6. 在一天的某一时刻，抽空想想自己是良好睡眠者的事实。如果有机会，拍一张自己睡在吊床里的照片或找一张其他人的，然后把它发布在照片墙（Instagram）上，加上说明文字"没什么比沙滩上的吊床更能让你睡得像个婴儿的了"。嘿，假装这样直到真的成功。

7. 如果以上方法都宣告失败，就去参军或当实习医生。还没有人在新兵训练营或随时待命的医院遇到过睡眠问题！

最后一点：还记得第 3 章的疲劳原因列表吗？有了其中一个后，就会很容易感觉疲惫。

日复一日，醒来时发觉自己没有力气按下电视遥控器上的电源按钮，你就会开始把毁灭性的疲劳归咎为睡眠问题。随着疲劳感加剧，患者开始感到更多的压力。他们认为睡眠不足是白天无精打采的原因，所以他们早早上床以便得到更多的睡眠，但这只会破坏入睡的能力。

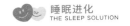

　　记住，反常的睡眠一定会导致不适的感觉，但这通常与睡眠欲望增强有关。与此不同，众多失眠患者面临的问题是睡眠欲望下降。反思你的睡眠，你和初级保健医生不应把所有问题都归咎于睡眠，这可能会阻碍你们发现真正的元凶。

　　这就是我所了解的全部内容，也是任何人都熟知的内容。倘若你的睡眠至今都不是很好，坚持下去。几乎没人第一次骑上自行车就能成为优秀的骑行者。睡眠是一种技能，你可以改善它，甚至使其完美。

　　我知道此时此刻你的想法是：可怜可怜我，请给我一点儿药吧。安眠药就像老虎一样，我不确定它是否适合长期留在你家里，但和老虎不同的是，它随处可见，所以让我们一起仔细研究吧。

第11章

安眠药能带来修复性睡眠吗？

2015 年，凯伦·温特劳布（Karen Weintraub）为《纽约时报》撰写了一篇题为《安眠药能带来修复性睡眠吗？》（*Do Sleeping Pills Induce Restorative Sleep?*）的短文。这个问题非常引人注目。它和众多类似文章真正吸引我的地方在于，此类话题顺带引出的无心之言。

凯伦写道："大量证据表明，失眠会给人们的健康带来负面影响，但研究人员无法确切地知道睡眠是如何帮助大脑和身体'修复'达到最佳功能的。"

这句话的意思是，我们无法确切知道睡觉时发生了什么奇迹，使得我们第二天精力充沛而不是像被卡车碾了一样四肢酸痛。然而问题是，凯伦及无数其他的人报道的都是"失眠对健康的负面影响"。真的有研究表明失眠对健康有负面影响吗？温特劳布所说的，大量证据表明睡眠不足对健康有负面影响是什么意思？你知道发生什么了吗？在这里，她交替使用"失眠"和"睡眠不足"的字眼儿。既然你已走过本书三分之二的路程，我就不必赘述这两者之间的差别了吧。

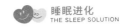

为什么许多人会爱上安眠药？

在我们跳到安眠药与睡眠的话题之前，我想声明一点，我不喜欢安眠药，我会尽最大努力让你不再对安眠药走火入魔。

如果我做到了，我不希望你擅自改变服药方式或停药。相反，亲爱的读者，我希望你和给你开药的人好好聊聊。莽撞停用某些安眠药会带来风险，我不希望你出现任何闪失。我希望你变得更好，我也希望你能通过对话交流开导为你开药的人。所以，请别试图用安眠药解决你的睡眠问题，好吗？

在了解为何安眠药泛滥成灾前，我们需要认清这种行为背后的动机。我见到的大多数人和患者都不喜欢吃药，类似"我不想吃药"的话在我的诊所里经常听到。人们不希望靠药物治疗。老人、病人和瘾君子才服药，健康人不需要药物。人们很乐意告诉我，他们只服用一半的剂量。还有一种看法认为医药公司是魔鬼，它们生产药物是想让我们依赖它们，这样他们就可以大发横财并用钱影响开药方的医生。此外，现在人们对摄入体内的东西持更加谨慎的态度，他们希望吃进身体的是自由放牧式的精品薰衣草农场小批量生产的有机药物，而不是"化学物质"。

既然如此，人们究竟为什么如此热衷于用安眠药来应对失眠呢？因为他们不希望死于心脏病、脑卒中和痴呆等并发症。换种说法，他们不希望受到失眠的任何负面影响。人们不想服药，但他们更不想死！

人们对安眠药的热衷给我们带来了喜忧参半的科学进步以及铺

天盖地的媒体宣传，但它们并不总是正确。凯伦·约翰斯顿（Karen Johnston）提供的案例说明了这一点。她曾是我在神经科实习时的主任，现在是弗吉尼亚大学神经学系的系主任。她常举一个例子，关于对在钱包里携带火柴的人的研究。该研究总结道，此类人群比不带火柴的人更易罹患肺癌。从中得出的结论为：携带火柴会诱发肺癌。

好吧，这不是真的。它遗漏了许多非常重要的细节，最关键的就是携带火柴的人很有可能吸烟。这些细节非常重要，且与失眠相关。失眠对健康的影响是抽象的，它主要是心理影响而且没有明确的定义，但睡眠不足对健康产生的影响清晰明了且非常严重。由于没有真正搞清楚失眠与睡眠剥夺的区别，媒体常常将二者混淆。因此，睡眠剥夺被说成失眠。而对它导致的毁灭性后果的持续报道，使消费者觉得自己在这个问题上别无选择：不服用安眠药就会死。

不信？那就来我的诊所待上一周，坐下来与一位 20 岁的本科生聊聊。当我说到"我的目标是让你摆脱近几年一直大量服用的安必恩……"时，她就会十分惊恐、嘴唇刺痛、手脚麻木、呼吸短促。我不禁问她："亲爱的，你还好吗？"

因此，核心观点就是：为了健康请睡觉吧，睡够 8 小时，否则就要承担后果。睡眠不足会引起肥胖，导致心力衰竭，还可能会诱发乳腺癌。面对所有这些可怕的提醒，在经过睡眠不足的一晚后，一个理性的人会得出怎样的结论？我最好赶紧睡觉，不然就是在自找麻烦。

大多数人把类似"用安眠药拯救你的一天"的睡眠救助的电视广告当作救命稻草。它们实际上只是进一步强化了睡眠不足对健康的破

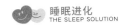
坏性影响以及失眠患者缺觉的观点。它们暗示患者，他们有必要借助药物治疗促进和维持睡眠，而且这是唯一简单安全的解决方案。这也是让你知道自己并不孤单的好方法：在这片美丽的土地上，有许多魅力不减的中年人在各种漂亮的卧室里辗转反侧、难以入眠。然而问题是这些药物的承诺有点儿空洞，我从未见过相关研究表明安眠药可以将入睡时间缩短几分钟或延长患者的总体睡眠时间。

这些广告并不新奇。多年来，制药公司一直为安眠药可以帮助解决睡眠问题的观点推波助澜。为一种没有明显下降趋势的疾病推销产品是多么容易，就像推销那些防止你偶尔不想吃午饭的药片一样。

此外，安眠药的魔爪不只伸向成年人。老兄，我们为了让孩子尽快睡觉的东西已经足够列成一本书了。比如，我们在昏暗催眠的灯光下为孩子轻声读的绘本，往他们身上涂抹的促进睡眠的滚珠除臭剂。这一过程不仅没必要且培养了新一代患者，他们从小就认为自己无法睡觉，需要药物治疗。

实现良好睡眠不存在捷径

强大的媒体机构不断鼓吹与睡眠相关的恐怖和错误信息，并通过搞笑的电视人物的形式呈现。比如《威尔和格蕾丝》（*Will & Grace*）中的凯伦·沃克（Karen Walker），他身上体现了现代人的睡眠方式。它旨在告诉观众，我们只需要吃安眠药，就不用再与失眠作战了。这让观众自行感受到不借助任何帮助入睡是愚蠢的行为。

在许多情节中，凯伦对周围的人说喝酒或药物治疗极大地帮助了她的睡眠。她的经典语录有："我的座右铭是药物胜过拥抱。""因为药物和酒，我大多数时间都精神振奋。""我可能对药物和酒精上瘾了"这个人物显然比较夸张。在另一幕中，她用安定药和其他药作为色卡，帮助满怀期待的夫妇规划如何粉刷新家。

请不要把我描述成恐惧药的人，我并不恐惧。同样，不要把我描述成对《威尔和格蕾丝》不感兴趣的人，因为我的确对它十分痴迷。我们通过电视人物、药物广告和其他流行文化来描述安眠药的那种随意性或热心方式本身就成问题。它用"实现良好睡眠存在捷径"蛊惑人心，而它产生的意想不到的结果却使得促进良好睡眠的努力变得多余且烦琐。"不，幸亏有睡眠日志、晨间锻炼和睡眠限制……我才只需服用医生开的安眠药的一部分，我还要继续我的做法。"药物镇静和睡眠从来不是一回事。

你想知道人们对安眠药像对巴诺书店的无线网络一样如此依赖的另一大原因吗？这是因为当前美国医疗保健的经济处于颓势，使得医生没有足够的时间去满足每位患者的需求。

初级保健医生每天工作的时间是固定不变的，并且保险公司常常减少每位患者看病的开销，这就导致医生在每位患者身上花的时间持续下降，猜猜什么健康问题被忽视了？

根据不同的病情严重程度，初级保健医生区别对待病人：高血压和糖尿病患者属于重点对象，有肥胖和胆固醇问题的患者紧随其后。在解决重量级问题后，他们就没有太多时间留给满屋的睡眠问题患者了。

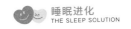
等等，接下来医生会做什么？他们会取来安眠药，然后祝你好运。

安眠药只用于偶发状况，与需要服用的症状相符时药效显著。它并不是用来让人们每天保持镇定以促进睡眠的。再次拿食物做类比，你有多少次坐下来吃饭却发现自己没那么饿？你会做什么？如果是我，我会立即对营养不良产生的后果感到恐慌，然后马上寻找开胃药物服用。通过人为方式让自己感到饥饿，然后再狼吞虎咽。当然，这样做的结果是下一顿饭时很难感到饥饿，所以我服的药越来越多。除此之外，我做得还不错。

这听起来有些荒谬，但事实就是这样。如果午餐时不是很饿，你不吃也行，这没什么。为什么患者说她晚上睡觉困难，医生通常就都会开药呢？假如医生的回答是："因为患者失眠，不仅经常失眠，而且是重度失眠。如果不采取些措施，患者就会死亡。"那么，医生错了。在心中默念100遍："所有人都睡觉。"难道你忘记第2章的原始内驱因素了吗？

医生没有时间教导患者，也没有时间倾听。治疗失眠时，医生的处境本身就比较艰难，患者也会比较沮丧。患者渴求帮助、理解和同情，然而医生比约定的时间晚了一小时，因此没时间深入讨论患者的具体睡眠问题。他有时间做的只是开一份写着"安必恩10mg"的处方。医生很高兴，因为他能继续完成这一天的其他任务了；患者也很高兴，因为药总是管用的。双方都怀着失眠会减轻的希望开始忙于各自的其他事情。然而，失眠没有离开，患者再三回来向医生寻求帮助。医生还是一成不变地开着药方，因为患者已经明白，不吃药就睡不着。这位史密斯医生不知不觉就变成了弗兰肯斯坦（Dr.Frankenstein）那样的科学怪人，因为他亲手创造了一个"怪物"。

15 年过后，"弗兰肯斯坦"亲手创造的"怪物"带着恐慌闯入我的办公室。因为"弗兰肯斯坦"不仅拒绝为他创造一个"配偶"，而且由于担心上瘾或越来越多的证据表明这些药物和记忆缺失、混乱甚至痴呆有关而不再开药，这激怒了"怪物"。相信我，应对最开始的失眠远比处理此刻的"怪物"容易得多。

如果失眠是一种少见的病，你可以证明这种治疗方式的合理性，但它不是。失眠一直是患者向初级保健医生抱怨的前十大疾病之一。考虑到我们关于初级保健医生对睡眠治疗的了解，除了向患者扔去安眠药，我们还忽略了很多事情。以下是患者最常见的问题。

表 11.1 患者最常见的十大问题

腹痛	头疼
背痛	失眠
胸口疼	失去知觉
头晕	呼吸短促
疲劳	肿胀

如此多的"疼痛"并不令人惊讶，而且它们通常位于前列。鉴于这一点，我们可以把腹痛、头疼、背痛、胸口疼归纳为疼痛，然后把上述列表整合成 7 项。

我们再一次见到了"失眠"这个词。患者常常混淆疲劳和困倦，

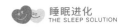
表 11.2 "失眠"是患者的七大问题之一

疼痛	失去知觉
头晕	呼吸短促
疲劳	肿胀
失眠	

因此，现在的睡眠医学以两大类别代表初级保健医生最常诊断的疾病："我睡不好"和"我太困了"。初级保健医生面对的一大群体是睡眠问题患者。他们需要掌握全面的睡眠医学知识，不再把安眠药长期作为解决患者睡眠问题的有效方法。平心而论，我认为他们做到了。

我看到越来越多的医生向患者提出长期服用安眠药存在风险的忠告。人们开始讨论患者的成瘾性，医生也越来越了解心理咨询策略和认知行为疗法。至少，初级保健医生正在给自己划定界限。如果患者希望加大安定剂量来帮助入睡，他就会说："我觉得你的睡眠问题超出了我的专业水平，这样做我很不安，我希望你去看看睡眠专家。"哈利路亚！

安眠药的种类：令人眼花缭乱的药片

在讨论什么情况下安眠药适用于患者前，了解不同种类的安眠药有助于你更好地理解哪种安眠药适合你。

非处方安眠药

每种药的梦想都是有朝一日大获成功，并在便利药店的专柜拥有一席之地。安眠药做到了，你在等待医生开处方时，有满架的安眠药可供选择。

为了获取消费者所有可选择药品的第一手资料，我去了当地的大型连锁药店。如果你寻找的是各种非处方安眠药，那你就不走运了。尽管药店陈列着一排排五颜六色的盒子，非注册商标仿制品，还有买一送一促销品……但非处方安眠药中的有效成分基本都是抗组胺剂。

还记得第 5 章提到过的组胺吗？组胺让我们保持清醒和警觉。服用抗组胺剂的结果正如你想的那样，但它们的效果没那么显著。老人服用之后，还会产生一些副作用，如记忆丧失、第二天迷迷糊糊，因此须谨慎服用。

褪黑素

哇，让我们回到第 3 章，还记得褪黑素吗？正如你知道的，褪黑素是"光化学物质"。一些人用它辅助睡眠，儿科医生就常用这种方法帮助儿童睡眠。对于人们为什么这么做，我不是十分了解，我猜测可能是人们普遍认为它没有副作用。

褪黑素似乎对帮助调节时差反应等昼夜节律问题效果最好。作为长期使用的镇静剂，其疗效就值得怀疑了。

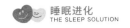
褪黑素真的有用吗？

近来大家都在使用褪黑素，这一行为非常风行。然而，怎么说呢，它真的能改善人们的睡眠吗？2014年的一项研究表明，褪黑素对预防时差反应、促进镇静的效果微乎其微。这项研究非常全面，它似乎导向这样的结论：褪黑素可能有助于睡眠，但也可能完全相反，对你的睡眠有害。如果你觉得没有褪黑素就无法入睡，请想想这个研究结论。

安定等苯二氮䓬类

1955年，科学家利奥·斯特巴奇（Leo Sternbach）偶然合成了第一个苯二氮䓬（Benzodiazepine），也就是安定的前身。该药在世界范围内受到广泛欢迎，因为服用之后，人们很快就不忧心忡忡了。安定在家庭主妇间的突然风行激发了滚石乐队的创作灵感，他们的歌曲《妈妈的小帮手》（*Mother's Little Helper*）指的就是安定。

这些镇静剂很快被用于控制癫痫发作、放松肌肉、缓解焦虑和帮助睡眠。尽管从耐受性角度看，它们大体上是安全的，但药物的镇定特性加上成瘾性会酿成一些不良后果，尤其是在和酒精或其他镇定药物混合使用后。

最近有研究报道，这些药物可能造成认知衰退，它们因而变得不那么受人追捧，甚至有点儿可怕了。但"保守派"医生仍然在疯狂使用这些药物。现在就是检查祖母的药物清单上是否存在此类药物的大好时机，如果存在，你或许会希望重新为她安排一名医生。

除了安定（苯甲二氮），还有很多其他苯二氮䓬类药物，如阿普唑仑（赞安诺）、氯硝西泮（克诺平）、艾司唑仑（舒乐安定）、氟胺安定（氟西泮）、氯羟去甲安定（劳拉西泮）、咪达唑仑（咪达安定）、羟基安定（替马西泮）及三唑仑（酣乐欣）。

研究显示，以上药物会抑制短波睡眠。对那些期待第二天感觉良好的人而言，这很不幸。这也是镇定和睡眠不同的地方。记住，要想睡眠产生积极影响，必须保证足够的深度睡眠并配合所有利于体力恢复的事情，这才是睡眠，单凭镇定无法奏效。尽管没有人确切知道猫王埃尔维斯·普雷斯利（Elvis Presley）的死因，但安定常与其死因联系在一起，且人们普遍认为安定是他英年早逝的罪魁祸首。镇静剂有时极具风险，不应与睡眠混为一谈。

安必恩和咪唑吡啶类

尽管大家在周六晚上玩儿得很开心，但苯二氮䓬类药物与酒精一起作用会令人呼吸急促。人们从而开始寻找更安全的新型药物。

安必恩于 1993 年问世，它不像苯二氮䓬类药物那样丑闻缠身，似乎只有促进睡眠的功效，真是神奇，世界得救了，失眠将会像天花一样被清除得一干二净。

不幸的是，我们仍然不确定会发生什么。尽管有了安必恩，失眠

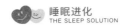
仍然存在。此外，服用这种药的人开始在晚上表现出一些奇怪的举动。他们会把梦境表演出来，比如吃东西、开车，甚至做爱，但第二天醒来却完全不记得昨晚发生的一切。类似的事情让人们对该药严加管制，再三警告不能随意服用，尤其对妇女而言。

没事儿，还有其他像安必恩一样可供选择的药物。酒石酸唑吡坦喷雾剂（Zolpimist）是安必恩的喷雾剂，酒石酸唑吡坦舌下含片（Intermezzo）是更小剂量的唑吡坦，适用于那些半夜醒来后难以继续入睡的人群。

如果你需要更多安必恩，安必恩 CR 缓释制剂有更为持久的效果。坦白说，我不清楚有谁使用安必恩 CR 缓释制剂，也不清楚个中缘由。服用更多药物不一定是解决之道，去看睡眠专家吧！制药公司提醒人们在使用安必恩 CR 缓释制剂后不要开车。不信？我从该药附带的说明上直接节选了以下内容：

镇静剂的后遗症

安必恩 CR 缓释制剂是中枢神经系统镇静剂，即使是按处方使用，它也会造成某些患者日间功能受损。开处方者应监测患者，防止出现过度使用镇静剂的情况。然而，在缺乏主观症状时，也可能产生了损伤。常规临床检查，即常规精神运动检查可能无法发觉产生的损伤。患者对安必

> 恩缓释制剂的药效耐受性或适应性会产生一些不良镇静反
> 应，医生应当提醒患者在使用药物的第二天避免开车或从
> 事其他危险活动及精神高度警觉的活动。

治疗失眠患者难度大，而且他们必须经过一番挣扎才可能放弃使用安眠药。他们最喜欢找的一个借口是：我必须服用安必恩帮助睡眠，这样我才可以完成工作而不会导致失业。但即便失眠症患者欣然接受药物治疗，他也要知道，如果他需要在起床后开车去上班，那就应慎重考虑了。

制药业没有停止生产安必恩。扎来普隆(Zaleplon)的半衰期很短，因此入睡困难者或夜间频繁清醒者，以及在早晨起床开车前没有时间服用长效药的群体经常服用它。但是在使用该药物后，要避免"睡眠驾驶"，且在第二天也应避免开车。

艾司唑仑（Lunesta）

艾司唑仑是另一种非苯二氮䓬类药物，隶属环吡咯酮类。它是美国唯一的商用许可安眠药，剂量分为 1 毫克、2 毫克和 3 毫克三种，这样消费者就可以根据他想要的疗效，选择不同的剂量。通常，1 毫克用于轻度入睡问题，3 毫克更多地用于睡眠维持或过早清醒问题。

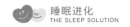
雷美替胺（Rozerem）

2005 年，雷美替胺因获批用于治疗失眠而引起了轰动。与苯二氮䓬类和非苯二氮䓬类药物不同，这是首个不以 γ - 氨基丁酸为靶向目标，而作用于褪黑素受体、具有镇静效果的药物。同时，它还是首个获批可供人们长期使用的药。抛开相关研究，该药品未引起其他大轰动，很多人都对它没印象。对该药物的总结就是：还行吧。

苏沃雷生（Suvorexant）

如果想尝试一下最新的药物，苏沃雷生正是你需要的，它于2014 年获批用于治疗失眠症。作为一种食欲肽受体拮抗剂，它通过抑制食欲肽让你犯困。整体上，它的允许服量较少且效果温和。由于它同样对发作性睡病患者缺乏的神经递质产生影响，研究发现，服用该药期间会导致发作性睡病患者出现一些反常症状，如睡眠瘫痪和猝倒（突然性麻痹）。苏沃雷生的广告对其副作用的描述让我的妻子感到惶恐，也让我的孩子乐得合不拢嘴。

多塞平（Doxepin）

多塞平是常见的治疗失眠的三环类抗抑郁药，阿米替林等其他三环类抗抑郁药也比较常见。这些药物已经上市一段时间了，多塞平于1969 年问世，阿米替林于 1961 年问世。服用此类药物后，某些人群的不安腿综合征更加严重了。

抗抑郁药、抗精神病药及其他非商用睡眠救助药物

猜猜哪种处方药是最常见的睡眠治疗药物，给你一点儿提示：它是美国食品药物管理局（FDA）批准的抗抑郁药，但未获批用于睡眠治疗。想到了吗？就是曲唑酮（Trazadone），但它只是众多被用于帮助睡眠的抗抑郁药的其中一种，另一种是瑞美隆（Remeron）。顾名思义，瑞美隆可以快速开启 REM 睡眠。不幸的是，它同样会增加使用者的体重。

厌烦抗抑郁药了吗？我也是。所以接下来要做有趣的事：略过抗抑郁药径直来到抗精神病药。思瑞康（Seroquel）、再普乐（Zyprexa）、利培酮（Risperdal）等曾是躁狂症或精神病患者的专用药物，现在未经检验就被用于治疗轻度失眠。有一种新兴观点认为，它们的益处没有其治疗睡眠紊乱的风险大。没有明确的文献支持这些未经检验的药物能够用来帮助患者更快入睡，或维持睡眠。在我看来，这些药物应用于睡眠领域充分说明了一些医生在对睡眠缺乏理解或不知道如何治疗的情况下就随意采取高风险性错误方法。

我想我要先吐为快，把异丙酚（Propofol）也放到这里讲一讲。我知道，至少有一名医生用它来帮助患者睡眠。这位因为医生的疏忽大意而死亡的患者就是迈克尔·杰克逊，这好比让我去治疗主动脉瘤患者一样，该患者也会因为得不到正确的治疗而死亡。我不是心脏外科医生，所以我应该把心脏外科手术留给专业医生。嘿，外科医生们，为什么你们不让我处理你们患者的失眠问题呢？这样对彼此都好。

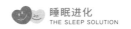
篇外话：截至本书出版的日期，没有研究显示哪种安眠药会提高人们白天的表现。所以，不要再服用安眠药了！

哪些人需要安眠药？

尽管绝大多数难以入睡的人并不需要安眠药，但它们在某些情况下确实十分有效。

了解安眠药的适用症状，将有助于我们有效地利用它们。安眠药特别适用于某些有特定的暂时性睡眠问题的人群，例如：

> "每个月我会因公出差几次，在公司安排的酒店里根本无法入睡，但在其他地方我就可以睡得很好。"
>
> "丈夫刚被确诊为癌症，我晚上难以入睡，无法休息。"
>
> "我在印度待了两周，现在刚回家，时差倒不过来了。"

偶尔的睡眠问题是正常的，事实上，偶尔睡眠困难比一生从未感觉入睡困难更正常。生活中，我们都会遇到一些事情让我们失眠，这没什么！

安眠药可以暂时解决入睡困难问题。把它们想象成鼻腔喷雾剂吧，我们时不时会鼻塞，使用非处方鼻腔喷雾剂是让呼吸恢复顺畅的恰当方式，但如果你用得太久，鼻窦炎就会演化成慢性鼻炎。安眠药也一样，某些特定情况下的偶尔使用没有问题，但如果每天服用，就不那么有效了。记住，失眠和鼻塞一样是一种症状而非诊断结果。

服用安眠药的关键在于计划性。服用安眠药的计划是什么呢？你是不是在家庭宠物狗丢失的一个月里服用安眠药？你服用安眠药是不是为了在白班倒夜班时强迫自己白天入睡？你是不是在从美国飞往中国后，不得不在北京嘈杂的酒店里服用安眠药？不论出于什么原因，你和医生都需要制订计划。

计划的关键在于何时停药或何时彻底停药。你也许会在伤心欲绝时设置一个月的用药期限；也许会在白班倒夜班的几天内允许自己服用安眠药；也许会把安眠药放在旅行包里，仅限旅行期间使用。在所有上述事例中，计划即为规定用药的起止时间，这是使用安眠药的明智之举。

但是，所有医生在面对这项计划时都认为这是个大难题。对许多人来讲，这个计划似乎就是：每晚上床睡觉前口服一粒药，直到眼睛只能看到一束光，并且故去的亲朋好友向你招手时。"先开 30 片，再开 600 片。"处方通常都这样写，而这正是问题所在。换言之，这项计划似乎是为患者的后半生开药，而不是合理的睡眠救助行动。

问题在于医生开安眠药时通常不会讨论长期计划。奇怪的是，治疗其他疾病时医生却会这样做。你能想象，因为流鼻血去看初级保健医生，而他只是让你往鼻子里塞几天棉球吗？这也许没错，但如果你回到家把棉球取掉，发现血还在流，你又会怎么办呢？如果他重复先

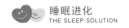
前的建议，让你塞更多的棉球，你会大吃一惊吗？你要忍受多少次才会在最后忍不住说："你难道就不能先弄清楚出血原因，然后再提供正确有效的止血方式吗？"日复一日、年复一年地服用安眠药而不寻找睡眠问题的根源，无异于不断塞入更多的棉球！

安眠药寻宝游戏

1. 拿出笔和纸。

2. 列出所有你现在服用的安眠药。在这个游戏中，所有你服用的安眠药都很重要，即使它不是专用于治疗失眠的药（例如思瑞康是抗精神病剂，但很多人的失眠处方中都有它）。每种非处方药品得 1 分，如果是管控药物或购买时需要手写处方，则得 2 分。

3. 写下你过去服用过的安眠药。如果你因为药效不显著而停药，得 1 分。如果是因为医生担心你的入睡时间较长而停药，得 2 分。再说一次，所有处方药物得 2 分。

4. 写上你开始服药的时间及停药时间。如果 10 年前你就开始服用安眠药，加 1 分。如果你曾持续服用某种药物 5 年以上，加 1 分。

5. 如果你曾遇到停药或脱瘾问题，得 3 分。

祝贺你！现在你拥有了一份完整的、你曾服用过的抗失眠药物列表。将来一旦你要看睡眠专家，请随身携带。

2015 年，旧金山淘金者橄榄球队平均每场比赛超过对手 14.9 分。你领先于它吗？如果没有，你接近过射门的得分吗？问自己一个简单的问题："为什么这些药不起作用？"

如果你的得分超过淘金者队，请介绍一下那位睡眠专家的情况……

对很多长期服用安眠药的人来说，药物的化学作用远远比不上它的心理作用。安眠药成了他们的"婴儿用毯"。我的三个孩子每人都有一条毯子，我们称之为 Boo，如果孩子们盖着 Boo，他们就会睡得非常好；如果没有 Boo，他们就难以入睡。还记得一次旅行期间，我让孩子们在酒店准备入睡时，问妻子有没有带 Boo。她说："我以为你带枕头时把 Boo 也一起带上了。"此时，孩子们明显很生气并感到害怕，他们瞪着圆鼓鼓的眼睛，心里已经做好不再睡觉的准备了！

一条破破烂烂的毯子怎么就对孩子的睡眠有这么大影响呢？实际上，是信念、习惯和恐惧在起作用！安眠药的作用无异于此。患者相信药是有用的，而且习惯每晚服用。更重要的是，患者不知道失去安眠药这根"拐杖"后会发生什么。然而，如果你已经阅读了整本书，你就会知道除了对服药的担心，其他没有什么可担心的。

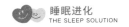
大多数人并不是有意依赖安眠药，只是他们以各种合理的理由开始，却没有恰当的计划让他们知道什么时候应该停止，所以他们从不停药。谁需要安眠药？当你遇到以下情况时：

1. 短期内因可识别压力源或睡眠干扰源对你造成了剧烈应激反应，如失去爱人、失业、离婚、慢性疼痛等。
2. 不利的环境因素：在宾馆睡觉，与家人宿营，或暂时处于难以入睡的环境。
3. 倒班因素：工作原因必须在非正常时间睡觉，结果导致睡眠紊乱和极度困倦。
4. 时差反应：体内生物钟与外界环境不符时入睡。

有些人会把原发性失眠列为需要安眠药的情况之一，因为这类患者不吃药就难以入睡。

我相信有些患者是因为警觉性高于正常水平才无法入睡的。医生给他药是由于担心他失眠。然而，他们的嗜睡得分总是比我低，所以这些患者需要的是认知行为疗法而不是安眠药。

观察第 3 条和第 4 条，显然，就寝时间是造成睡眠问题和治疗问题的主要因素。下一章，我们将深入探讨对睡眠至关重要的作息和昼夜节律因素。换言之，理解睡眠并知道如何做是关键的第一步。丢掉坏习惯和摆脱安眠药同样重要。现在的问题是,你应该什么时候睡觉?庆幸的是，我知道答案!

令人欣慰的是，现在你对安眠药有了些新的担忧。尽管你已经试遍了，但它们还是没用。你该做什么来改善睡眠呢？让我们再来考虑考虑认知行为疗法。你很聪明，知道自己睡眠的真实感觉，知道床只用来睡觉。睡眠限制和作息考量都很重要。打开你的日历应用，我们需要改变作息。

第 12 章
睡眠时间表：坚持最重要

多年来，经常有人问我这个问题："为了实现最佳睡眠，你给出的最重要的忠告是什么？"在我看来答案很简单，即定好起床时间，然后坚持。

如果我问："你每天早晨几点起床？"答案应该是一个统一的时间。如果你回答："我 6∶45 起床，然后去健身房或户外晨跑。"你就得到了一颗金星。

然而，如果你的回答是以下这样，你可能就存在一些问题。

"我通常晚上 11∶00 睡觉，除了周末。因为周末我会和朋友出去玩儿，一直熬夜到凌晨 2∶00 或 3∶00，第二天醒来通常就到中午了，也许更晚，但不晚于下午 2∶00。"

"我试图在周二早点儿睡觉，比如晚上 9∶00，因为周三我必须早起参加新兵训练营的练习课程。"

"那段时间我开车去外面吃午餐，然后小睡 45 分钟。"

"我到周末就会感觉疲惫不堪，所以周末的晚上我通常很早入睡，然后半夜常常醒来，再就难以继续入睡。"

"对我来说，周一早起上班非常困难，所以周一我总是迟到。"

"我偶尔会利用病假睡一整天。"

哇，类似的回答太多了，我不得不删除一些。但我必须告诉你，这是患者的真实经历。理想情况下，每个人都有稳定的入睡时间，或许更重要的是有稳定的清醒时间。不幸的是，有睡眠问题的人通常不会这样做。他们的入睡时间经常变动，但他们似乎不知道这种杂乱无章的生活方式是问题的主要原因。让我感到奇怪的是，他们常常把这看作是解决问题的方法。

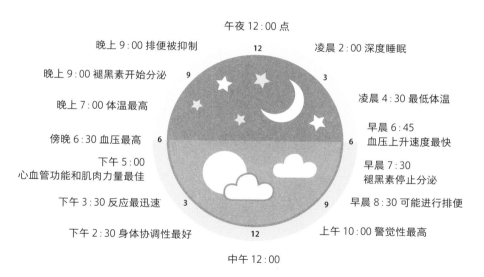

图 12.1　人体自然生物规律图

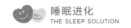
夜猫子没错，规律作息就 OK

有些人会完全掌控自己的睡眠时间表，无论生活中遇到什么事情，他们都会在早上 6 : 00 准时起床，然后去健身房上课。这些人是摇着尾巴的"狗"，他们有掌控权，能摇自己的尾巴。

另外一些人则是，如果按时睡觉了，就会按时起床锻炼，但如果前一晚的睡眠出现了问题，他们的作息时间就会被打乱。如果入睡时间比平常晚 1 ~ 2 小时，他们就会放弃晨起锻炼而选择睡懒觉。他们的起床时间取决于睡眠质量。由于没有控制权，因此他们不是摇尾巴的"狗"，而是尾巴摇着的"狗"。我把他们叫作"摇狗者"。他们的睡眠时间表随睡眠质量变化而变化。以下是摇狗者的例子：

"昨晚我很早就上床了，因为前一晚在女朋友的公寓睡得很不好。"

"我的闹钟是早晨 6 : 00，但直到凌晨 3 : 00 我才睡着，闹钟响了我还是很困，于是给公司打电话请了病假。"

"上个月，我盖了一间地下室，但至今没有粉刷。妻子一直催我，快把我逼疯了，所以我昨晚熬夜完成了地下室的粉刷工作。今天白天我困极了，下班回家后就开始睡觉，睡了好久，所以现在很清醒。"

如果一个人出现过以上情况,各种各样糟糕的事情就会接踵而至。你让身体只在筋疲力尽时睡觉，就像一头饥饿的寻觅食物的牛，困倦了才寻觅睡眠。如果你拥有丰厚的独立财产，不需要工作，那么祝贺你！世界上的工作或许都不适合你，你可以保持随意的自由作息。但对我在内的其他人来说，有许多工作和一定期限内必须完成的事在等着我们，大多数时候我们都需要保持清醒。

我总和患者打趣说:"如果我无法解决你的睡眠问题，你就应该参军。"军队的环境有利于睡眠，军队里的每一件事都可以改善你的睡眠。首先是精确的起床时间，如果清晨 5：00 爬起来，你疲倦吗？但只要你开始体能训练，很快就能战胜疲倦。你也会因每天在同一时间吃早餐而有所改变。接着是各种活动、更多的训练、定时的午餐、定时的晚餐，最后回到床上。

第二天，你开始重复和前一天相同的事情。参加新兵训练营的几天，你也许会遇到各种各样令人兴奋的问题，但晚上的入睡问题不在此范围之内。当有患者告诉我他晚上因为"思绪联翩"难以平静的时候，我就会想起这些士兵。我想象着他们怀着对家人的无比思念，经过一天繁重的训练，忍受了教官的大吼大叫与蔑视后，也许他们会思考自己是否来到了地狱，也许他们会浮想联翩，但不论是男是女，他们都会快速入睡。

那么，你应该何时睡觉，何时起床呢？我想你现在应该明白为什么我们要从后者开始谈起了吧。你要选择适合自己的起床时间。如果你上午 9：00 上班，需要 30 分钟的通勤时间，那么提早一小时起床

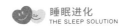

也许比较适合你。如果你不想吃早餐或者冲澡呢？如果你不运动或者家里也没有上学的孩子呢？你应该怎么选择起床时间呢？答案是，无论什么情况，你应该选择一个切合实际的时间，确定那时你可以真正醒来。没人会在早晨睁开双眼后，立即感觉自己像早晨的阳光一样充满朝气，至少3岁以上的人不会这样，因此，给自己一些时间从昏昏沉沉的状态转换到正常状态。

另一个重要的细节：清醒时间没有好坏之分。是的，作息的好坏关键取决于你是夜猫子还是早起的云雀。如果你喜欢早起，那么早晨6：00起床或许比中午起床更好。如果你一直都是夜猫子，那么凌晨5：30起床骑车去与朋友会面也许不太理想。对于大脑的作息，我在此不作评价。美国南部的人说起睡懒觉就好像谈起性爱一样，他们会尴尬地窃窃私语。做一只夜猫子没什么错，不是罪过。

坚持固定的睡眠时间

尽量保证每天在同一时间上床睡觉，在同一时间醒来。作为习惯性的生物，人类很难适应睡眠模式的变化。等到周末再补觉，并不能完全弥补一周内睡眠不足的情况，并且会导致周一早上很难醒来。最简单的方法就是，为就寝时间设置闹钟。我们通常只会为起床时间设置闹钟，却不会为睡觉时间这么做。

确立固定的清醒时间是设定规律作息、解决睡眠问题的第一步，也是最重要的一步。一旦你确定了起床时间，最大的问题就是"我该睡多长时间"。

你知道正常人打开曲奇饼干后通常吃 7 片吗？好吧，或许是我夸大了。那么，让我们一起来看看。现在假设我们进入商场随机挑选了 100 位消费者，然后给他们每人 7 片饼干，这意味着每个人都会把饼干一扫而光吗？实际情况是，有些人吃不完 7 片饼干，有些人吃完 7 片饼干还想吃更多。那些吃得较少的人会为此而担心吗？很显然不会。

我们每个人的睡眠需求量不同，不要因为杂志文章说你每晚必须保证 8 小时睡眠才能达到最佳健康状态而忧心忡忡，他们给出的时间很有可能不是你的最佳睡眠时间。

冰桶睡眠挑战

如果你入睡困难或难以维持睡眠，那么请你尽情享受这个挑战吧！

1. 确定起床时间，并设置多个闹钟。
2. 把装满冰水的桶放在床边，如果闹钟响彻卧室后你还没有醒来，就让你的另一半把冰水浇在你身上。
3. 从起床前的 5.5 小时开始睡觉，这是你的新入睡时间，也

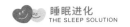
就是说，如果闹钟定在早晨 6：30，那你就在凌晨 1：00

睡觉！刺激吧！你要做很多事情！

4. 规则很简单，你可以在规定的入睡时间或之后的任何时

间睡觉。只要不困，你想熬夜到几点就几点！

5. 你必须在 6：30 前下床，绝对不能睡懒觉，记住旁边的冰桶！

6. 白天不允许打盹儿，不能趴在桌子上睡觉，晚餐前不许睡觉，

晚上也不能在沙发上打盹儿。除了凌晨 1：00 ~ 6：30，

其余时间一律不许睡觉！

这个挑战很难完成，尝试者很容易就会放弃。为什么有人会采取这种作息呢？像这样的作息怎么能成为睡眠成功的关键呢？坚持下去，种子不会一夜之间发芽，事情需要循序渐进的过程。

注意，你会发现头几天没什么变化，根本没什么效果，唯一的变化似乎就是第二天你真的非常困倦，越来越难熬到 1：00 再睡觉！

这就对了！

自参加冰桶睡眠挑战之日起，你会面临各种各样的问题。首先，挑战不会立刻见效。视交叉上核（SCN）是大脑的内部计时器，帮助我们记录身体做每件事的时间，调节困倦与清醒，释放某种特定的酶和激素，调节体温波动等。挑战进行一段时间后，这些节律就可以改变，所以如果你的问题无法一下子被解决，不要气馁。

慢慢地，身体开始以每晚 5.5 小时的睡眠尽可能高效地满足你的睡眠需求，所以睡眠中断慢慢消失。换言之，一段时间后，如果不作弊，你只要一上床大脑就会有越来越强烈的睡眠欲望，因为大脑已经得出这样的结论：如果想睡觉，那宝贵的 5.5 小时是唯一可以利用的时间。注意，小睡达到 10 次就算严重作弊，不要再这样做了。

孩子不愿吃晚餐？那就没收他的全部零食，将他的午餐减半，过两周再看看他还愿不愿意吃。冰桶睡眠挑战的原理与此相同。

随着时间的流逝，大脑开始进行相应调整，睡眠的持续性和质量都变得更好。弥补睡眠不足的天然方式就是提高睡眠质量，最终，入睡困难和睡眠中断等问题将一去不复返。现在，最大的问题成了如何在白天保持清醒！

其他一些情况也在悄然发生变化，最关键的谜团正慢慢被解开，曾经对睡觉的恐惧和担心变成了对上床睡觉和入睡能力日益增长的自信。没有安眠药，没有 iPod 催眠软件，没有缬草和褪黑素的混合物……你一上床就能入睡。随着连续几晚成功入睡，虽然你仍会担忧工作、爱人、最喜爱的体育队、金·卡戴珊和坎耶·维斯特的婚姻，但你对入睡的焦虑渐渐消失。

这里我用到的技巧是睡眠限制，它是认知行为疗法的一部分。当我告诉患者要解决睡眠问题就要暂时减少在床上度过的时间时，他们往往会大吃一惊。

有些患者从我办公室走出去时，嘴里会嘟哝着要开点儿安眠药之类的话。你已经知道睡眠是一种原始内驱力，不需要任何药物的帮助。

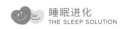

那些忍受了短期痛苦的人将享受到长期的安详睡眠，并在这一过程中慢慢了解到自己实际需要多长时间的睡眠。

入睡困难的问题解决了，但白天愈加困倦又成了恼人的新问题。不要担心，我们知道这个问题是冰桶睡眠挑战引起的，下面是解决方案：将起床时间固定在早晨 6：30，把就寝时间提前到凌晨 00：45，这样每晚就多出了 15 分钟的睡眠时间，每周就能多睡近两小时！如果这个方法解决了白天过度困倦的问题，你就成功了！

生命中的这段时间你似乎只需要 5 小时 45 分钟的睡眠，这不太可能，但也有可能。如果你日间依然嗜睡，那么就还需要改变入睡时间，直到你用 15 分钟入睡并保持睡眠，且第二天醒来时感觉良好。很少有人能做到每晚睡眠少于 6 小时，但经历过睡眠限制训练的患者通常每晚只需要 6.5 ～ 7 小时的睡眠时间。记住，每个人的睡眠需求不同，而且会随着时间而改变。

最终，彻底解决睡眠问题的关键是人体昼夜节律。合理的作息会拯救很多人的睡眠，不规律的作息会让人受尽折磨。

昼夜节律紊乱的 3 种类型

睡眠时间表和昼夜节律同样重要。如果一切运转正常，时间安排合理，身体各个部位就会协调运作，宛如悠扬的交响乐，每种乐器准时进入乐曲。

假设一支交响乐队没有指挥，或更贴切地说，有一位醉酒的指挥，铜管乐器进得太早，打击乐器则进得太迟。每当想到昼夜节律紊乱，我就希望为你描绘这幅画面。睡得过早，或过晚，或睡眠时间混乱，都会导致昼夜节律紊乱。

轮班工人：睡眠障碍者的全明星队

假如让我在本书以下任意章节标注星号，那就是这一节。没有比轮班工人面临的睡眠问题更多的人了。

依据定义，轮班工人是指在"非正常工作时间"工作的群体，轮班工作意味着任何不在早晨 9∶00 到下午 4∶00 时间段的工作。换句话说，你要避免成为轮班工人。你可以从下午 2∶00 工作到晚上 11∶00，或者几天正常上班，几天非正常工作时间上班，但由此导致的睡眠障碍将是无穷无尽的。

有许许多多的人做轮班工作。在美国，将近 15% 的工人在非正常时段上班。许多人可以轻松胜任轮班工作，但是大约 1/4 的轮班工人深受非正常作息的折磨。他们面临着许多问题，例如，心脏问题、情绪问题、体重问题、癌症，所有这些疾病都与轮班工作有关。

这不是有趣的工作，只会引发健康问题，这些后果对家庭生活破坏极大。试着协调作息时间，让家人理解轮班工作以及轮班工作带来的影响是十分辛苦的。我要冒险为轮班工人发声，尤其是女性轮班工人，因为女性除了要应对工作，她们还要负责买日用品、做饭、平衡开支和照顾小孩。

一般来说，我们年龄愈大，轮班工作对我们来说就会愈困难。因

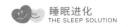

为随着年龄增大，我们越来越趋向于早睡。这一点很重要，夜猫子比习惯早起的人更容易适应不断变换的作息时间。因此，随着我们更加习惯早起，我们也更加不适合轮班工作。

白天被迫睡觉的工人比作息正常的工人睡得更少且更为虚弱，在个人生活中面临的挑战也更大。他们清醒时，周围的一切店铺都还没"营业"，如果他们想去银行或参加运动课程，就要被迫牺牲睡眠时间，这意味着他们经常要"颠倒黑白"。还记得视交叉上核吗？没有规律的作息，机体就很难定时。因此，轮班工人常常在应该清醒的时候感到困倦，在试图睡觉时却又无比清醒。

对于轮班工人，保证睡眠正常至关重要。我们掌控不了太阳，要想在白天重现黑暗的环境以获取睡眠，只能靠自己。你的脑袋不傻，它知道太阳升起来了，所以你需要做的就是杜绝一切光源。

调整光量和避免光源对此类人群大有帮助，因此也对他们的作息至关重要。晚上天黑时，所有的家人朋友都睡着了，只有家庭购物广告和滚动播出的《老友记》（*Friends*）这两种电视节目，没有其他事情可做，这种情况有利于人们入睡。

相比之下，轮班工人早上 7：00 从核电厂下夜班回家时，太阳初升，美好的一天刚开始。她走过健身房去商店购物，因为牛奶没了，橙汁和鸡蛋也没了。家里的 CNN 电台在报道一场民兵暴动，孩子们在为最后一袋奥利奥大打出手。老公因为要开早会而不能送孩子们去学校，说："你能在躺下前花一点点时间送孩子上学吗？"还有水费单、电费单、燃气单……我的意思是，白天睡一觉可真难。

我不推崇服用安眠药，但它对此类群体非常有用。药物不仅可以帮他们保持清醒，而且有助于让他们顺利入睡。轮班工作睡眠障碍是美国食品药物管理局已经认证的病症，因而，为此开药是合法的。轮班工作睡眠障碍和痛风或癣菌病等疾病同属一个级别吗？这不是我能决定的。我要说的是，轮班工人下班后驾驶漫步者汽车（PT Cruiser）所构成的生命威胁比痛风和癣菌病加起来还要可怕，而促进觉醒的药物不仅可以提高工作效率，而且或许可以帮助他们安全驾车回家。

轮班工作对工人要求苛刻，对雇主而言也代价高昂。轮班工人比白班工人失去了更多睡眠，这从很多方面威胁到了工人的健康。在我看来，因为已有大量研究表明了轮班工作的危险性，20年后，它将不会是我们现在知道的样子。

最糟糕的雇主也已经开始慢慢改革了。当我开始住院医生实习的时候，我的工作时间没有限制。知道为什么叫住院医生实习期吗？因为一个世代前的医生就居住在医院的小小公寓里，医院就是他们的家。在我实习的最后一年，当局叫停了不加时间限制的工作，住院医生工作也成了8小时制。改变是缓慢的。

于我而言，轮班工作就像石棉。石棉是良好的绝缘体，防火且可以作为良好的消声器，具备多种优越的化学性能且贮藏量丰富。然而问题在于，它会致死。

轮班工作近乎一种粗暴的办法，以24小时工作的方式提高工作效率。工人数量众多，而需要的管理成本却相对较低。事实正如你在第1章了解到的那样，石棉和轮班工作都会诱发死亡。我确信，用于

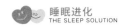
绝缘消声的建筑材料致癌的消息让很多人灰心丧气。我能想象，潮水般的"我们究竟该如何解决自己一手酿成的这一大麻烦"的问题向我涌来。在谈到轮班工作及其对睡眠的不利影响时，我也有相同的感受。我们该怎样解决这一与自身文化建构高度相关的问题呢？

睡眠时相：在最合适的时间睡觉

我向来是个夜猫子，喜欢晚上熬夜和深夜思考。我甚至在年轻时就喜欢晚睡，可能正因如此我才当了医生。我不是什么天才，但对我来说，熬夜且保持工作状态总是很容易，而天才不能二者兼备。

正如本章前面提到的，我们都有自己的睡眠时间喜好。睡眠时间喜好也称作时型，大概意思是"时间类型"，即大脑喜欢的时间类型。

探讨一个人的睡眠时，有两大变量需要考虑，第一是睡眠需求量，这在本书第 2 章就谈到了；第二是我们希望什么时候睡觉，这正是时型的主要内容。

在你开始对自己的时型感到紧张前，猜猜自己可能是什么时型。其实某种程度上，你的时型早已确定。一种叫作生物钟的特定基因会影响你的时型。

年龄也是一大影响因素，年轻时喜欢当夜猫子的人，随着年龄增长，他们会逐渐变得习惯早起。时型通常不是一成不变的，它可以改变，至少可以通过有规律地改变环境明暗度、吃饭时间、运动时间、社交活动和睡眠时间表对它进行暂时调节。

倾向于熬夜的专门术语叫时相延迟（phase delayed），习惯早起则是时相提前（phase advanced）。时相延迟或时相提前不一定代表睡眠紊乱，然而，如果一个人的时型无法调节到满足工作或学校时间表的要求，那就可以诊断为昼夜节律紊乱了。

许多年轻人都时相延迟，他们喜欢熬夜聊天，谈论他们父母，称呼彼此是最好的朋友以及分享快照。直到凌晨 3∶00，他们才入睡。不幸的是，学校开始上课的时间很早，有些地方更是出奇的早。因此，就会出现类似《极地漫步》（*The Walking Dead*）电影场景的一幕，睡眼惺忪的学生随处可见，他们慵懒、无精打采、心不在焉。铃声响起的那一刻，孩子们才开始清醒。

在上述事例中，一些孩子或许真的很难在这种情况下脱颖而出。上大学或医学院早课时，我从来没觉得自己出类拔萃。这些人可归为昼夜节律障碍尤其是时相延迟一类。

睡眠时相提前障碍则不同。这是关于一位生活在佛罗里达州萨拉索塔市（Sarasota）的祖母的故事：一天，她先躺在利多海滩（Lido Beach）度过了一段愉快的时光，然后回家享用了午餐，再接着观看了 BBC《新闻一小时》（*Newshour*），最后准备上床睡觉，然而这时还不到晚上 8∶00。接下来，凌晨 4∶00，她会在厨房磨碎冰块，然后混合蔬菜和椰奶作为早餐。为什么她起得这么早呢？

这是因为她的昼夜节律提前了许多，所以有些时候，她在凌晨 2∶00 ～ 3∶00 醒来后难以继续入睡时会沮丧不已。根据她的年龄，她的睡眠需求减少，活动水平降低，并且她还可以在白天小睡。睡眠时相提前使她睡得早也起得早，从而引发紊乱。

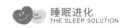
非 24 小时睡眠节律障碍

由于光线可有效调节昼夜节律，因此，盲人很难保持恰当的昼夜节律。不能通过光线去设定或调节昼夜节律，他们的睡眠和其他昼夜节律过程就会出现问题，从而引发睡眠问题。一些特定药物对此类人群大有帮助。

要改变一些不好的睡眠习惯，比如，习惯躺在床上思考，一进卧室就担心睡不着，第二天有重要事情希望上床后尽快睡着等，这些习惯和心理暗示会带来入睡压力，进而大脑开始分泌产生警觉的物质，当大脑的警觉程度大过了困倦的程度，就睡不着了。

控制光线，获得稳定时间表

对于所有的昼夜节律紊乱，例如轮班工作，睡眠时相延迟与睡眠时相提前，非 24 小时睡眠节律障碍，药物治疗对这些情况都有所帮助。但是我再强调一次，如果你准备服药，记住，首先需要制订计划。

尽管有助于睡眠的药物可用于昼夜节律紊乱治疗，但它们需要配合其他疗法才能取得长远的效果。

除了非 24 小时睡眠节律障碍患者，最重要的疗法就是控制光线。

明亮的光线令人清醒，祖母需要白天的光线帮助她在观看电视节目时保持清醒；她的孙儿需要亮光帮助他起床甚至在早课时保持清醒；轮班工人通常结合药物治疗和适宜的光线促使自己保持清醒。这些干扰对工作或驾驶期间保持清醒与专注至关重要。

运动、选择利于睡眠的合理膳食以及坚持恰当的作息，这些都是保证昼夜节律正常的决定性因素。

有时，就连最好的作息习惯都有可能存在问题，因此我们需要额外的睡眠弥补。那么，我们该如何小睡？该在何时小睡？该在哪里小睡？答案即将揭晓。

第 13 章

小睡应该睡多久？

我喜欢小睡，几乎没人不喜欢。然而不知为什么，许多人觉得晚上睡觉就像工作一般，但周六上午把孩子们送去上足球课后，慵懒地躺在沙发上小睡一会儿却会感觉自己更加懒散、更加颓废了。

除了"我应该睡多久"，我最常听到的问题就是：可以小睡吗？睡多久合适？这些问题值得讨论，我们来谈谈吧。

计算你的睡眠效率

为了弄明白小睡在生活中的作用，我们需要得出一些关于睡眠的结论，清楚什么样的睡眠让人感觉良好。人们通常认为，睡眠效率是影响良好睡眠的最大的一个因素。基本上，它可以通过一个数学方程式计算出来：

睡眠时间÷在床上度过的时间×100%= 睡眠效率

睡眠效率就是睡眠时间占在床上度过的总时间的百分比。那么，什么范围的睡眠效率算正常呢？对于这个问题有一些小小的分歧，不过为了达到我们的目的，把 85% ~ 90% 作为目标吧。为什么不把目标定成 100% 呢？我们先来看几个简单的例子。

假设有一个人晚上 9：00 上床睡觉，过了 1 小时她才入睡。通常，3 小时内她不会醒来。然后到了后半夜，她醒来上厕所，查看邮箱，约 30 分钟后再睡觉。之后，她一觉睡到早晨，睁眼静坐 45 分钟后到 7：00，然后正式起床。准备好计算器！

这个人晚上 9：00 上床，早晨 7：00 起床，这样算来她在床上一共待了 10 小时。睡眠时间则大大减少：

10 小时－（1 小时 + 30 分钟 + 45 分钟）= 7 小时 45 分钟

她的睡眠效率为：

7.75 小时 ÷ 10 小时 ×100%=77.5%

在这个案例中，尽管这位女士获得了近 8 小时的睡眠，但她的睡眠效率相对较低。鉴于此，她在早晨的心情一般都不会太好。如果有人走进我的办公室抱怨失眠，多数时候，他们真正抱怨的是睡眠效率低下。睡眠效率低下等同于困倦吗？完全不是。

2000 年，肯尼斯·利希斯坦阅读大量文献后发现，失眠患者没有持续的日间损伤或困倦的症状。通常，抱怨失眠或睡眠效率低下的患者的埃普沃斯嗜睡量表得分相当正常。

尽管如此，他们真的感觉很糟糕，因为在床上待了 12 小时实际却只睡了 7 小时。第二天他们也许不会感觉特别困倦，但是往往会觉得痛苦，就好像被火车撞了一般。

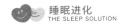
当我处于住院医生实习期时，不分昼夜地随时待命，没有紧急情况时就睡觉，忙碌时整晚只能断断续续地睡一会儿。经过连续几晚五六个小时断断续续的睡眠后，我会感觉很糟。这种情况下，总的睡眠时长还行，但是睡眠效率特别低。记住，我们的最低目标是 85%，77.5% 低于我们的目标值。

这个案例中值得提出的一点是，由于感觉糟糕，这位女士断定自己睡得很差。尽管这个结论正确，她解决问题的方法却大错特错。以下是她的两种解决方案：

1. 我太累了，所以晚上 8∶30 我就上床准备睡觉，这样可以多睡会儿。

2. 昨晚我没睡好，现在我得小睡一会儿。

有人每周使用一次提早上床睡觉的办法。同理，如果你到 7∶00 晚餐时间时还不饿，你或许可以提前一小时去餐馆，这样就可以多吃一点儿东西了。

由于在糟糕睡眠后，人们往往疲惫不堪，此时的小睡就很解乏。然而，小睡对即将到来的夜晚睡眠效率有什么影响呢？

本章的中心内容是小睡，不是数学也不是提前预订晚餐。因此，让我们重新审视这些问题：我们应该何时小睡？应该睡多久？

答案在这里，以下情况适合小睡：

1. 尽管晚上睡眠高效，但你仍然感觉困倦。注意，不是疲劳，
   而是困倦。
2. 小睡不会影响你接下来的晚上的睡眠。

那么，我们应该如何看待那位女士的案例呢？她的睡眠高效吗？很明显，77.5% 没有达标，所以她的小睡是不恰当的，即使她也许真的想小睡一会儿。我知道，你觉得我太吝啬，都不让这个可怜的灵魂弥补昨晚遗失的睡眠，但是如果我们换一种方式思考，你就会明白我的观点是合理的。

午睡不是用来补觉的

我喜欢把睡觉比作吃东西。说到小睡，没什么比下面的比喻更恰当的了。假设你家里有一个不好好吃饭的孩子，对晚餐挑挑拣拣，因为不饿而大吵大闹地不肯吃饭，对第三世界国家里挨饿的孩子的演讲完全无动于衷。日复一日，晚餐成了你竭力为他的身体争取营养的一场斗争。你十分无助，打电话给医生，渴望得到帮助。这时，你提到的某些信息让医生频频皱眉。

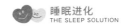
"大概在 3∶30 放学后，他会吃些比萨零食，然后去外边玩耍。几小时后就到了晚餐时间，也就是让我感到崩溃的时间。我真是搞不明白，为什么他就是不肯好好吃晚餐。"你叹息道。

"什么是比萨零食？"医生问道。

"噢，没什么，他习惯在放学回家后吃几片比萨。他喜欢吃。"

此时，医生可能会说，孩子不吃饭可真不是他的错，比萨或许影响了他几个小时后的胃口。换句话说，借用前面的知识，他已经吃过了，所以满足原始内驱的需求比较弱。

回到睡眠话题，什么原因导致了 77.5% 的睡眠效率呢？一大原因就是这位女士在睡觉前吃了"睡眠零食"。"睡眠零食"的另一种表达是什么？小睡。

如果有人难以维持夜晚的睡眠，我们最不想做的一件事就是延长他试图入睡的时间，例如让他提早上床，或晚入睡一会儿。我们也不希望增加小睡时间，因为这会降低他晚上睡觉的热情。

小睡的目的通常是弥补睡眠或提高夜晚的睡眠效率，而并不意味着弥补人们有机会睡却没有睡的睡眠。

这一点很重要，我再重复一遍：

小睡并不意味着弥补人们有机会睡却没有睡的睡眠。

毫无疑问，这是人们对小睡最大的误解。坦白说，它在人们退休后会变成杀手。为什么呢？人们退休后，如果晚上睡眠差，没有什么可以阻挡他们白天小睡。然而，过度小睡会导致人们晚上难以入睡，最终导致恶性循环。

让我们看看另一个案例。这个家伙晚上 12：30 上床，而且入睡很快，睡得也香，他可以一觉睡到早上，直到 6：00 闹钟响起。30 分钟后，他会出现在健身房，完成 45 分钟的普拉提，然后冲澡，再去办公室开始从事对冲基金的相关工作。上午 11：30，他感到疲惫，希望小睡 15 分钟。你认为他的小睡计划怎么样呢？让我们重新审视一下他的情况是否符合小睡的标准：

1. 他的睡眠高效吗？是的。他几乎一动不动，完全是"公主式睡眠"。

2. 15 分钟的小睡对他晚上的睡眠有影响吗？可能没有。首先，小睡只持续 15 分钟。想想那个不好好吃晚餐的孩子，这家伙的小睡就好比把比萨零食换成一小串葡萄，后者不会影响任何人的晚餐食欲。所以，15 分钟的小睡或许不会妨碍他的夜间睡眠。

这家伙的睡眠效率将近 100%。与生活中的其他事情不同，睡眠效率不一定越高越好。85% 的睡眠效率不错，90% 也还可以，如果超过 90%，就不是一件特别好的事了。我知道你也许在想："在大学的历史课程测验中，得 100 分远远好过得 90 分。我们总是为 100 分而努力，为什么 100% 的睡眠效率就不好呢？"

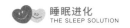
首先，人在睡觉过程中也存在清醒状态。即使你对此没有意识，但确实如此，所以 100% 的睡眠效率目标是不切实际的。同理，假设你真的遭遇睡眠剥夺又会发生什么？比如为一次大型旅行而准备行李，或在交税期限临近时处理税额，因此你两天熬夜解决这些事情。这时，你的睡眠效率如何呢？一定会变得非常高。这是好事吗？凌晨 4：00 睡觉，早晨 6：30 醒来，拥有近乎 100% 的睡眠效率就意味着好的睡眠吗？不一定。我们要小心那些极高效率的睡眠，因为它们往往意味着睡眠剥夺。

本例中，另一个需要考虑的问题是小睡的时间。这家伙准备在午餐前小睡，即使这可以减轻困倦程度，小睡离一天结束还有大量时间，他也会发觉自己更加困倦。睡眠医生有这样一种说法：早些小睡等于增加前一晚的睡眠，晚些小睡会减少当晚的睡眠。虽然我没有看到过相关研究证实这一点，但这对我来说很有用。因为这是我的书，所以让我们来详细讨论一下。

尽管白天早些小睡最好，但要想使小睡高效，非常重要的一点是要有规律。记住，大脑更喜欢能预测到的事情，而非对突发事件做出反应。这也就是规律的小睡比长时间随机小睡更有用的原因。

仔细想想，这很有道理。还记得保持规律的起床时间的重要性吗？小睡也一样，每天同一时间结束小睡至关重要。这并不意味着你必须每天小睡，而是说只要你小睡，就需要保持在相同的时间。

回想一下，你还记得上面的图吗？

仔细观察，你会看到午餐后不久出现了困倦小高峰，那正是我们经历日间困倦自然增长的结果。许多睡眠研究人员都认为这不仅是小睡的好时机，而且进化决定了我们适宜在此时小睡。

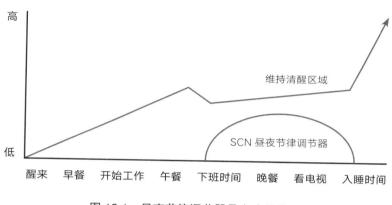

图 13.1　昼夜节律调节器是夜晚的救星

小睡的持续时间很重要，最理想的情况是 20 ～ 30 分钟。这样，小睡就可以在不至于引发午睡后恐慌（post-nap funk，以下简称 PNF）的情况下起到提神作用。PNF 指人们在过长时间的小睡后出现呆滞、头晕且伴随轻微头痛的感觉。如果小睡太久或不规律，大脑就会进入深度睡眠。从深度睡眠中醒来，人们的感觉会很糟，PNF 基本上就是大脑陷入深度睡眠不希望醒来的状态。深度睡眠就是有这种"好处"。

另一张曾提到的图：

对这张图还有印象吗？你应该还记得吧！在第 4 章，我曾提过它。注意，睡眠是从浅睡眠阶段开始的（图 13.2 虚线框）。理想情况下，小睡应该只包含两个浅睡眠阶段，如下图所示：

现在请回看图 13.2 所示的虚线框，经过虚线框内的睡眠阶段，

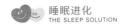

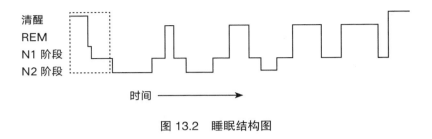

图 13.2　睡眠结构图

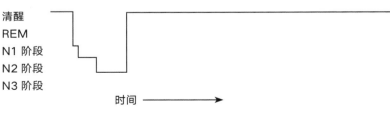

图 13.3　理想小睡的睡眠结构图

接下来应该进入哪个阶段了？对，就是深度睡眠阶段。如果不注意，小睡就不能起到让大脑快速提神，使身体短暂放松的作用，反而会让头脑麻木。如图 13.4 中所示，小睡的人在 N3 阶段才醒来，难怪他会产生 PNF！

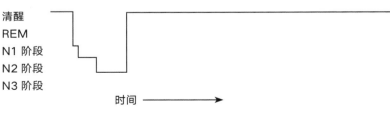

图 13.4　"为什么让我小睡这么久？"

正如夜间睡眠，小睡也应该有明确的结束时间。换句话说，小睡应该遵循一定的规律。例如，把小睡时间定为每天下午 1：00 ～ 1：25，不论你睡得怎样，或者有没有睡着，都应该在 1：25 结束小睡。如果想额外增加一点儿刺激，你可以在午睡结束后沐浴阳光、做做运动。如果每天的小睡都随着日光浴结束，大脑会有更深刻的体验。

安睡 小贴士

白天睡觉超过 30 分钟，就属于久睡。

小睡也需要舒适的环境

为小睡做好准备至关重要，这在职业运动员身上表现得最为明显。运动员拥有最好的资源，可以尽其所能展示自己的能力。他们有最先进的训练设备、最营养均衡的食物、最高端舒适的训练环境，然而与这些形成鲜明对比的是，一位运动员把毛巾当成简易枕头躺在储藏间的地板上睡觉。

这是真的，我在装满营养棒和乳清蛋白粉的储藏间里亲眼看到他呼呼大睡。"不要打扰我睡觉！"当我打开房门寻找食物时他用低沉的声音抱怨道。于是，我赶紧离开。

大多数人都不会在储藏间的地板上过夜，但人们会想尽一切办法小睡，所以这种游击战式的小睡十分常见。

为什么这位运动员会选择在储藏间小睡呢？主要原因有两个：一

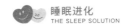

是小睡需要安静黑暗的环境。坦白说，储藏间是他能找到的唯一符合标准的地方；二是小睡意味着你处于无力、懈怠的状态，因此需要避开大众。

在你选择小睡环境时，我希望你只考虑第一点。如果这两点需要同时考虑，你能做点儿什么让上级更加重视小睡以及它对整体工作效率的影响吗？这正是一些先进企业设置小睡间的原因。

小睡的最佳环境是安静且黑暗的，我们需要一处不受打扰的区域。于我而言，只要小睡就会把手机关机，除了我的妻子，我的助手塔米不会让任何人在我小睡期间找到我。

我选择在一间黑暗且安静的房间里小睡，虽然我的小睡间已经很安静了，但我仍然会使用耳塞或其他消音设备调低小睡间的噪声水平。

我在小睡间放了张躺椅，这样我就可以舒展四肢，进而快速入睡，因为坐着比躺着要多用一倍的时间才能入睡。

让自己舒服点儿。准备一个真正的枕头，而不是像那位运动员，把毛巾叠起来当枕头。如果家里有薰衣草，你也可以在办公室放点儿，因为薰衣草淡淡的香味会给大脑暗示：你就躺在自己的床上。

准备一条毯子。和薰衣草的香味一样，毛毯不同寻常的质地会暗示大脑，这是睡觉时间。但如果日常生活中你就穿着厚厚的皮草，这种方法就没用了。

准备工作都做好了，现在该睡觉了。我的诀窍是永远不要带着睡觉的目的去小睡。

我的目标仅是在那间黑暗的屋子里平躺下来，思考任何突然进入脑海的想法。我的大脑不会为一些想法急速运转，而是欣然接受。我会想想购物清单，考虑怎么和上司说我应该得到晋升等。许多人辗转反侧难以入眠，是因为他们无法让大脑停下来。不要成为那种人！你不用担心，只需要静静任由大脑思考，如果需要睡眠，你会因筋疲力尽而立刻入睡的。即便没有入睡，只是静静地躺了一会儿，你起身时也会精神百倍。

缺失的睡眠补得回来吗？

睡眠债务（sleep debt）是睡眠领域的一大主题，也是媒体热衷于议论的话题。顾名思义，它指夜晚睡眠不足。换句话说，你因为熬夜读小说、做两份工作，或者因为航班晚点而不得不在亚特兰大过夜……不论何种原因，你睡得不够。

如今，在全天 24 小时活跃的生活气氛中，不断累积睡眠债务的人非常常见。在法国，一项就 1 004 个 25 ～ 45 岁年龄段受试者的研究估测，38% 的受试者睡眠不足或日常睡眠低于 6.5 小时。

长期睡眠不足不是什么好事，如果你读了本书，你应该不会对此感到诧异。当我们在讨论睡眠债务时，我们不是在说失眠，而是在谈论睡眠剥夺。最近的研究表明，这会对健康造成恶劣影响，包括体重增加和血糖升高。

问题是，睡眠缺失补得回来吗？充足的小睡可以偿还睡眠债务吗？如果可以，要睡多久才能偿还呢？睡眠缺失后的第二天还需要小

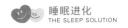

睡吗？下周呢？两周后呢？一个月后呢？

答案很简单，即我们也不确定。有证据表明，如果补偿动作够快的话，短期睡眠不足可以被弥补。然而，2008 年的一项研究结果表明，补一夜觉不足以抵消中等睡眠不足的不良影响。2016 年，乔西安·布鲁萨尔（Josiane Broussard）的研究表明，两晚的补偿睡眠可以将胰岛素水平和糖尿病风险降至正常水平。

下面是我的看法，50% 的科学依据加 50% 的据理推论：只要补偿得快速且充分，中等程度的睡眠不足就能得到补偿。跨年夜在时代广场熬夜等待新年的钟声？没关系，在接下来的几天补偿即可。随着时间的流逝，身体恢复的机会会消失。也就是说，我已经不能偿还住院医生实习期造成的睡眠不足了，它已经过去太长时间了。对于无法偿还的睡眠债务，我们无能为力，我们能做的就是向前看！

你已经对睡眠的方方面面有所了解，为了解决睡眠问题，你能控制的有：你的态度、睡眠时长、上床时间。现在，请把目光聚集到你无法掌控的事情上。让我们从夜晚卧室里的噪声开始吧，它们听起来像电锯和《行尸走肉》里的僵尸混杂在了一起。

第 14 章

打鼾和窒息：发现隐藏的身体信号

最后，我们终于开始讨论睡眠障碍最基础的部分，即睡眠呼吸暂停及其厚颜无耻的伙伴——打鼾。

30 岁以上的人群中，近一半的人有打鼾的困扰。我清楚地记得我 30 岁时，妻子说我睡觉翻身时会发出鼾声，就像我在锯木头。多年来，像大多数来我诊所的人一样，我以为妻子在说谎。所有人都知道，在陪丈夫看医生、讲述晚上打鼾相关的故事方面，伴侣会做得再好不过。

这样睡，有效防止打鼾

有段时间，我打鼾的情况时好时坏。如果在医学院学习到深夜，我往往会从教授那儿得到更多的关于我打鼾的言论。在我感觉到压力重重、不堪重负时，打鼾情况变得尤为严重，因而我不得不去网上查阅治疗办法，这对我的拨号上网调制解调器来说真不是件小事儿。

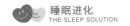
　　我尝试的第一个方法是"往 T 恤上缝网球"。这个方法现在还有人使用，且已经有所改进，不过原理都是通过让打鼾者不便翻身以改善他们的打鼾情况。因为侧卧时呼吸道处于更加稳定的状态，这种方法对那些饱受间歇性打鼾折磨的人来说十分有益。开始尝试这一方法后，我熟悉的背部舒适感消失了，因为每天醒来时，我发现自己躺在网球上。在电子游戏《终极战士》（*Ultimate Fighter*）里，会有介于扭打与特殊绝杀技之间撕扯对手脊柱的动作，该动作带来的疼痛和我在网球上醒来的感觉一模一样。

　　对于我能在网球上睡着，妻子感到十分诧异。还记得原始内驱因素吗？如果你在医学院经历过睡眠剥夺，就可以很容易地在严重不适的情况下睡着，如牙科手术、抽脊髓、一场你女儿只出现了 38 秒的冗长的芭蕾舞剧，所以我轻而易举地将那个球压在背下，然后在上面睡觉。

　　我不想承认失败，所以接下来计划背一个装有篮球的背包睡觉。我背着美国篮球协会（ABA）红白蓝相间的篮球睡觉，而不是标准的橙色篮球，这让我感觉会酷一点儿，这很重要，因为我知道我的装扮看起来一点儿都不酷。我的妻子一定也这样认为，因为我在实施这次计划的过程中几乎没有感受到她的爱。

　　篮球让我的背部悬空了吗？当然。我有一点儿感觉，觉得自己像卢克·天行者（Luke Skywalker）一样，一直让尤达坐在我背上向我讲述原力的事，但整晚背着篮球睡觉并不容易。早晨醒来时，我经常发现背上的背包被扔在了地上。我试着用皮带系住，但是和胡迪尼

（Houdini，逃生术魔法表演师）一样，我不受控制。和魔法表演一样，每晚睡前我都让妻子检查我打的结是否牢固，然而我魔法高超，即使篮球逃脱了我也毫无知觉。

尽管失败了，但至少我对身体控制越来越适应了，所以我觉得应采取更极端的措施。作为医学专业的学生，我有机会接触各种医疗用品和器械，包括满抽屉的橡胶手套，消毒用的外科润滑剂以及在大便中查血的卡片。使用这些东西需要克服一定的心理障碍，非常感谢你不介意我这样做。几小时后，我向妻子展示了我准备的道具。那时我想，这次她应该觉得这些道具没有背包那么奇怪了吧，而她只是转了转眼睛，以示厌烦。

那天，俯卧在床上准备睡觉时，我感受到空气中弥漫着一丝期待。妻子很好心地帮我定了闹钟，我们在忙乱中亲吻，互道晚安，然后关灯睡觉。躺了一会儿后，我发现没有预想中那样难受，然后就渐渐睡着了，妻子却在黑暗中小声嘀咕："如果公寓着火了该怎么办？"

最后，我睡着了，而且睡得很香。虽然我感觉没什么不同，妻子却很惊喜，我的打鼾问题似乎得到了解决。此后，我不断重复这一过程，最终把自己训练得习惯以某个姿势侧身睡觉。

安睡小贴士 采取右侧卧睡姿是预防打鼾的最好方式。

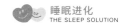
突然停止的鼾声或许意味着窒息

间歇性打鼾是一回事，阻塞性睡眠呼吸暂停则是另一回事。你可以认为鼾声是一种与呼吸道振动有关的声音，而窒息指呼吸道封闭。换言之，窒息会影响患者呼吸或夜间吸入的氧气量。你能做到只打鼾不窒息吗？当然可以。你可以不打鼾但暂停呼吸吗？在某种情况下，这是可以的，但一般来说，打鼾有可能引发窒息。

事实上，鼾声戛然停止或许是在提醒你，你的床伴窒息了。一个人的呼吸问题越严重，他发出的噪声就越小。

大脑需要大量的氧，尽管它只有大约 6 磅重，却要用掉体内 20% 的氧。把氧比作石油，我们的大脑就如同美国一样高度依赖石油。

由于大脑严重依赖氧，没有氧，人就会变得暴躁。在整个夜晚，睡眠呼吸暂停综合征患者的大脑会经历多次氧被剥夺，有时，窒息的频率可能达到每小时 20 次、40 次、60 次，甚至更多。

这与睡眠有什么关系呢？很简单，随着每一次呼吸紊乱，大脑都要做出决定：保持睡眠继续窒息，还是醒来呼吸。

睡眠呼吸暂停对睡眠质量的影响同样令人担忧。还记得各个阶段的睡眠示意图吗？还记得深度睡眠有助于恢复体力吗？如果一个人呼吸困难，不得不醒来呼吸，他就难以进入深度睡眠阶段。至于 REM 睡眠，忘了它吧。记住，REM 睡眠通常伴随着麻痹，而麻痹会使呼吸道肌肉张力减小，导致夜晚保持呼吸道畅通更加困难，因此，REM 睡眠通常受到睡眠呼吸暂停的严重影响。

水下礁石探索实验

1. 找位朋友，一起飞往科苏梅尔。

2. 穿上泳衣，租一艘船带你们去探索深礁。

3. 准备水下呼吸装置，给朋友准备潜水用通气管和护目镜。

4. 一起下水。

5. 告诉你的朋友，你们将要去探索深海礁石，而且他将会对看到的美丽礁石如痴如醉。

6. 游向礁石。

7. 对你们来说，游到礁石处观赏漂亮的鱼和珊瑚是很容易的。请注意，当你朋友的氧气耗尽时，她一定会快速游回水面，呼吸一些空气，而后再次尝试。

8. 欣赏完美丽的礁石后，游回水面，带着朋友走向岸边。

以上实验就是睡眠呼吸暂停的体现。如潜水通气管一样，大脑极度渴望进入深度睡眠的"极乐世界"却无能为力，必须醒来喘口气，一次又一次，一次又一次……

为什么会发生这种情况呢？

呼吸停止会带来很多问题。首先体内的氧含量会下降。如果你去看医生，她会在你的手指上放一个红色的小灯来测量血液中的氧含量。

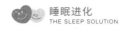
除氧含量下降外，二氧化碳含量会上升，因为你没有呼吸，无法排出这些废气。

为保持体内平衡，大脑时刻监测着氧与二氧化碳的含量，如果平衡被睡眠呼吸暂停打破，身体就会采取措施确保呼吸顺畅以维持生命。身体采取的措施往往就是将你惊醒，这样你就可以重新开始呼吸了。想想突然惊醒引发的其他后果：心跳加速、焦虑、血压忽高忽低。

看看截取的一项睡眠研究的这 5 分钟。你注意到"气流"（airflow）和"鼻腔压力"（nasal pressure）附近上下起伏的曲线了吗？很好，此时此刻你正在阅读第一份睡眠研究。你有注意到上下起伏的呼吸曲线似乎在箭头指向的区域变平缓了吗？仔细观察这些箭头，你会怀疑患者有没有呼吸，实际上，他没有。

这就是窒息，即患者完全停止呼吸，没有任何空气进入和呼吸不足，即患者吸入少量空气但不足以阻止氧含量骤降。

说到氧，它的标注是"血氧饱和度"。哇，患者的氧含量就像过山车一样，忽上忽下！理想情况下，它是一条直线，基本保持在 98% 左右。看看我们的主角，他的氧含量甚至下降到了 78%。这不是好现象，但许多患者甚至还不如他！

有意思的事情才刚刚开始！打鼾是如何演变成窒息的呢？

看看图中标记着"打鼾"的地方（五角星处），不知你是否看到打鼾的小高峰出现在非呼吸期间？这是患者在喘息，并渴望不要因窒息而死亡做出的挣扎。

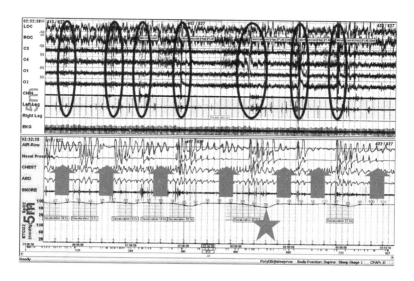

图 14.1　睡眠呼吸暂停截取图

尽管睡眠呼吸暂停变得非常严重，患者通常意识不到这个问题，有一些患者只是感觉自己无法呼吸。床伴、在同一间客房睡觉的同伴、在狩猎的小木屋里的其他人，他们都非常清楚你的呼吸问题，并希望朝你脸上扔个枕头。

最后让我们看看位于顶端的椭圆形。这一部分的睡眠研究就是脑电图（EEG）。请注意脑电图或大脑活动在椭圆形内是如何从安静突然变得活跃的。在此过程中，大脑正在清醒中。这位患者醒来的时间长吗？他还记得自己醒来过吗？他通常不会记得自己醒来过，但不记得并不意味着没有发生。它不仅发生了，而且是睡眠质量的杀手。这也正是患者隔天会那么困倦的原因，他真的没有睡觉！

为了了解睡眠呼吸暂停发生的过程，让我们一起从头捋一遍：

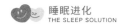

1. 上床睡觉。

2. 快速入睡。

3. 开始打鼾，这对你的另一半或家里的任何人都不好，但对你不错，因为你至少在呼吸，在把氧吸入大脑中。

4. 呼吸道阻塞时，开始出现呼吸暂停和呼吸受阻。

5. 血氧含量下降。

6. 大脑开始恐慌，因为此时它急需氧。大脑说："让睡觉见鬼去吧，快醒来，我需要呼吸！"

7. 鼾声大作，呼吸恢复正常。你重新开始呼吸，氧含量升高。

8. 再次入睡，然后回到第 3 步，循环往复。

经过几个月、几年、几十年的循环往复，这将对你的身体产生严重的不良影响。我更愿意把睡眠呼吸暂停比喻成生锈，如果你发现爱车上有一处小小的锈斑，这不是什么大事。如果你不用砂纸打磨，然后重新刷漆，过一周看看，还是没什么。但是，如果你两年都不管它，或许就要为此花费巨额的修理费用。

睡眠呼吸暂停正是这样一步步侵蚀你的身体。暂时置之不理也许没什么大碍，但是忽略妻子、医生和朋友们多年来的告诫就是在缩短自己的生命、降低生命质量。

研究结果明摆着，我们随处可见。睡眠呼吸暂停影响血压、体重、血糖、情绪，增加罹患心脏病、脑卒中、心力衰竭、房颤和死亡的风险。睡眠呼吸暂停正在慢慢杀死你，这不是危言耸听。

最后一点：许多睡眠呼吸暂停综合征患者醒来时会感觉头疼，而且整晚不断往卫生间跑。猜一猜，从未被诊断出患有睡眠呼吸暂停综合征的患者向医生诉说头疼、尿频时，会得到怎样的回应？通过睡眠研究来确定他是否患上了睡眠呼吸暂停吗？哈，没门！医生往往会开许多药给他，足够幸运的话，就只有几种药。真正的"幸运"是，这些药片不在医疗保险范围中，他不得不支付高额药费。

小心，不要落入这种陷阱。如果你每天早晨醒来感觉昏昏沉沉，晚上起夜次数似乎比白天还多，就要让医生检查你是否患有睡眠呼吸暂停综合征。

治疗睡眠呼吸暂停综合征

睡眠呼吸暂停综合征的治疗可消除呼吸受阻。持续气道正压通气（continuous positive airway pressure，以下简称 CPAP）是最常用的治疗方法，它的基本原理是以持续的气流提供正压，从而打开气道。这是最常见，或许也是最令人恐惧的方法。

20 世纪 80 年代初，澳大利亚医生科林·沙利文（Colin Sullivan）发明了 CPAP 设备。他设想，将按摩浴缸的马达拆下来，通过一些管子和一个简易面罩连接到患者面部，由此产生的压力会把患者的气道打开，防止夜晚呼吸受阻。

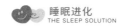
　　这种方法至今依然有效，CPAP 是治疗阻塞性睡眠呼吸暂停综合征最权威的疗法。技术的进步让这种设备更小巧、更舒适、更高效。现在，它还能设置压力大小以及无线传输用户的睡眠相关信息。

　　除 CPAP 外，还有其他治疗阻塞性睡眠呼吸暂停综合征的疗法。有时，侧卧可以缓解这一症状，减重也比较有效，因为这会减少身体对呼吸道的压力。

　　牙医制作的口腔矫治器对缓解这一症状也有所帮助，它通过将下巴前移，使舌头移出气道，从而创造出更大更稳定的气道出口。

　　手术是另一种治疗方式，它如扁桃体切除术一样常见，也与开下巴、在上颚插入塑料片防止其萎陷的手术一样先进。最新的手术疗法是植入一种装置，以刺激夜间保持气道通畅的肌肉神经。这在某种程度上是实验性的，但或许能为其他难以治愈的患者提供一种新方法。还有其他方法，例如用激光或超声波缩小阻碍气道的舌部。

　　睡眠呼吸暂停综合征是个大问题，且非常普遍。在它出现多年后的今天，人们终于开始关注这种破坏性睡眠紊乱。但它不是唯一的睡眠紊乱，还有许多其他疾病会对睡眠造成不良影响。接下来，让我们了解其他导致糟糕睡眠的疾病吧。

第 15 章

白天总犯困？可能是睡眠障碍在扰乱你

我总能在诊所里听到患者说："我曾看过一份睡眠研究报告，根据上面的说法，我没有睡眠呼吸暂停综合征，所以医生不知道该做些什么来搞清楚我在拖拉机上酣然入睡的原因。"

在美国这片广袤的土地上，睡眠呼吸暂停综合征是人们在教堂礼拜时呼呼大睡的主要原因，但它不是导致日间过度嗜睡的唯一原因。尽管如此，许多医生和一些睡眠实验室的研究人员还是这样认为：没有睡眠呼吸暂停综合征等于睡眠正常。

这与事实相去甚远。你说你没有睡眠呼吸暂停综合征，那么祝贺你，你没必要戴帮助呼吸的面罩。那好，我们已经排除了睡眠呼吸暂停综合征，那么其他睡眠问题的诊断呢？

为什么睡眠中心如此关注睡眠呼吸暂停综合征，却忽视其他睡眠问题的诊断呢？通常有以下几点原因。

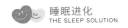
1. 他们的睡眠实验室主要针对睡眠呼吸暂停综合征进行研究。这在肺部睡眠实验室较为常见,但不限于这些实验室。这也就是为什么要多跑几趟以确保你去的是一家名副其实的、诊断各种睡眠问题的睡眠中心,而非睡眠呼吸暂停综合征实验室。

2. 睡眠呼吸暂停综合征可以创造经济利益。世界瞬息万变,但至少在我写下这些文字的这个时候,保险公司会对这一病症做出赔付。甚至现在,保险公司也在试图逼迫医生利用患者在家测试的结果来诊断这一病症。

注意,还有很多其他睡眠障碍会扰乱睡眠,造成日间过度嗜睡。

不安腿综合征:想要入睡,但你的腿总让你难受

下面要谈的是不安腿综合征,也许你会觉得它是捏造的疾病,但我向你保证,这是真的。医药公司不会为了兜售安眠药而臆想出这种疾病,一些患者和诚实的医生也会承认这一点。对此,《周六夜现场》也敏锐地觉察到了,它甚至策划了一部关于"不安阴茎综合征"的幽默讽刺短剧。不难看出,这有些荒诞。虽然名字听起来有些可笑,但不安腿综合征确实给很多人带来了睡眠困扰。

假设你吃完晚餐后，打算边吃薯片边看《天桥骄子》（*Project Runway*）。你坐在电视机前，主持人海蒂就在眼前的节目中，参赛选手纷纷亮相，包括那位人很好但在工作室对其他人凶巴巴的选手。

这种状态再美妙不过了吧。你四仰八叉地躺在沙发上，海蒂在为整晚的挑战做解释说明，包括晋级或出局的规则之类。等等，你觉得不太舒服，于是伸直双腿，然后像瑜伽动作那样把双腿交叉，这样的姿势让你感觉好了点儿。海蒂刚才说什么了？你努力回想，好像说要保持目光敏锐。

哎呀，你的腿怎么了？你感觉不舒服，好像有虫子在大腿内慢慢蠕动，身体奇痒无比却挠不到。你唯一想做的就是动起来，然后就会感觉好点儿。现在，你伸直双腿，跪在沙发上，感觉有所改善，但是看节目的心情逐渐低落，对电视中那些用地毯和各种瓷砖样式布料制作衣服的人的兴趣很快消失殆尽。20分钟后，你感觉有一只毛毛虫在大腿内部缓缓蠕动，于是你起身，在电视前踱来踱去。夜色渐深，你一坐下双腿就奇痒难耐，真是令人窝火。

你原本打算去拍摄夜景的，但不得不屈从于这一问题，无助地爬上床。不幸的是，这个问题不会因为睡一觉而消失，相反，躺下休息只会让问题变得更糟更令人沮丧。身体疲惫不堪并渴望睡眠，但腿似乎不听使唤。

导致腿不听使唤的可怕疾病就是不安腿综合征。它总是令人苦不堪言，有些患者甚至对它根本无从描述。通常，他们与初级保健医生的对话如下：

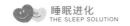
"你的腿疼吗？"医生也许会问。

"嗯……算不上疼。"

"类似于抽筋？"

"不，不是抽筋。"

"像不像是腿在燃烧？或者麻痹？"

"不，哎呀，难以用言语形容。"

每当这时，初级保健医生或许就会对你的问题失去兴趣，因为你的问题似乎并不要紧，也不会危及生命。他们会建议你加强锻炼，或多喝矿泉水，有时这种病与矿物质缺乏有关。关上候诊室的门后，你像一只泄了气的皮球一样，灰心丧气且略觉尴尬。尽管此类建议，例如每周运动三天，对某些人有用，但对很多人来说远远不够，而且矛盾的是，锻炼可能会让一些患者的情况变得更糟。

不安腿综合征颇不寻常。自维吉米特黑酱问世以来，还没什么东西让人觉得如此不快而无以言表。医药公司寻找患者进行早期药物试验时，参与者通常是第一次被诊断出这种疾病的患者，他们在阅读了挂在医生候诊室墙上的招募海报后报名。许多不安腿综合征患者在参与研究前对自己的反常现象一无所知，而现在却能叫出疾病的名字，或许还掌握了治疗方法。有多少偏头疼患者或癫痫病患者对自己的不适症状毫无察觉？

2015 年的一份流行病学研究显示，大约 10% 的成人患有不安腿综合征。为什么医生没有进一步诊疗呢？我常听说，这种病被忽视的原因是人们没有听说过。胡扯，不安腿综合征已经出现很久了。1685年，托马斯·威利斯（Thomas Willis）首次就不安腿综合征进行了详细的描述：

> 对于一些人，他们上床后想要入睡，不久却发现胳膊和双腿开始跳动，肌腱开始收缩。紧接着，他们坐立不安，四肢抖动，如同遭受着巨大折磨般难以成眠。
>
> ——托马斯·威利斯
> 《伦敦物理实践》（*The London Practice of Physick*）

我不清楚一个人放弃自己是什么感觉，但我十分确定，我一点儿都不想忍受那种"巨大的折磨"。令人感到悲伤的是，不安腿综合征患者向我讲述了类似经历，他们常常希望赶紧把腿锯掉，这样他们就能休息会儿了。

那么，近300年来，为了让人们知道不安腿综合征这种病，曾经有过哪些努力的尝试呢？实际上，什么都没有。医生们擅长忽略那些人类不理解的疾病，甚至更擅长忽略那些无法治愈的疾病。

现在，人们正在了解并治疗不安腿综合征。我们得到的最大共识就是，腿不是真正的问题所在，大脑才是。下面是大脑的工作流程。

大脑会分泌各种化学物质。有时，它会释放某种对自身起抑制作用的化学物质；有时，则释放起改善作用的化学物质。它就像一张错综复杂的网，充满正义与邪恶的力量，这些力量决定了机体的每一个

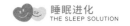
行为。例如，不相上下的两股力量决定了睡眠还是觉醒。

为了更好地向你的初级保健医生解释清楚这件事，请用神经递质代替化学物质这个术语。大脑中有众多神经递质，多巴胺就是其中很重要的一个。至于它为何重要，原因可谓不胜枚举。首先，正如你在第 5 章看到的，它在促进心情愉快方面功不可没。没有它，兄弟聚会就会变成无烟派对，晚上 9∶00 左右就结束，所有人都会在头脑清醒的状态下各回各家睡觉。

其次，多巴胺还能促进清醒。多巴胺以昼夜节律的方式释放，白天达到最高水平，夜晚降至最低水平。如此完美，因为它，我们才能白天清醒夜晚困倦。对比多巴胺与褪黑素的作用（第 2 章），注意它们共同促进困倦的方式：多巴胺降低，褪黑素升高。同理，你也在理解睡眠的化学本质。你决定专注阅读本书时难道不高兴吗？请举手击个掌表示认同。

多巴胺还有其他作用吗？实际上，还有很多。它的功能之一就是调节肌肉活动。

如果你对此有所怀疑，请与帕金森病患者一起待一段时间，或去 YouTube 上观看迈克尔・J. 福克斯（Michael J.Fox）的工作，他全身心地投入并大力支持帕金森病的宣传和研究工作。帕金森病主要由大脑内多巴胺活动严重不足引起。假如你邀请帕金森患者和你比赛快步走，在比赛前，确保他最近几天都没有服用任何药物。准备好了吗？出发吧！你逼迫自己走得快一些，通过不断给自己加油打气，最终完美地走完了全程。你表现得很棒，很开心，然而当你在喘口气的同时回头望向起跑线时，你会发现对手很可能才刚刚离开座椅。他移动的速度非常缓慢，走路时手臂摆动的幅度很小。你可能还注意到了他在颤抖。或许，他决定放弃这场比赛去睡大觉。了解了多巴胺，这些现象就都能说得通了。多巴胺不足让他感觉疲惫，缺乏热情，或许还有些抑郁，安非他酮等抗抑郁药会使多巴胺增加。

我们回到不安腿综合征的话题。幸运的是，不安腿综合征很容易诊断。你自己就可以诊断。试一试，找个朋友问以下几个问题：

1. 你的腿有时会出现不适吗？
2. 你的腿感觉不适时，移动双腿、走路和类似的事情会让你感觉好些吗？
3. 久坐会使双腿感觉更糟吗？
4. 双腿不适这种情况在晚上会频繁发生或加剧吗？

如果得到的回应是连连点头，你或许就能确定你的朋友患有不安腿综合征了，因为有以上4个症状的人往往就是不安腿综合征患者。由于人们对这一疾病存在很多疑惑，因而这项诊断结果很重要。

不安腿综合征的诊断一般不涉及睡眠研究。第一，许多患者对开展睡眠研究感到担忧或恐惧；第二，如果一个睡眠实验室坚持认为通过一项睡眠研究就能确诊这个疾病，请你换另外一家。

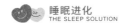
一旦被确诊为不安腿综合征，不要害怕，美国食品与药品管理局批准了许多治疗该病的药物，其中一些药物可以通过提高大脑的多巴胺水平来发挥药效。药物治疗的耐受性一般很好，且十分有效。正如广告中宣传的那样："和你的医生谈谈。"

为你的腿做检查

1. 如果你有运动追踪者或其他健康追踪器，请把它绑在脚踝处而不是绑在手腕上。
2. 如果你佩戴这种设备已经有一段时间了，本次实验就可达到最佳效果，因为你可以对比绑在手腕与绑在脚踝的晚间数据。
3. 过几天再观察，你是否发现脚踝比手腕运动得更多呢？如果是，你或许在晚上经历了周期性肢体抽动。大约70%的不安腿综合征患者会在夜间经历类似的下肢小幅抽动或踢腿。正如呼吸障碍会把人们唤醒，这种肢体抽动也会把人们惊醒，导致人们第二天无精打采，死气沉沉。
4. 有趣的是，这种抽动不会对上肢造成太大影响，因而把健康追踪器绑在手腕上和脚踝处会出现较大的数据差异。因此，这种设备或许就可帮助你发现问题。

关于不安腿综合征的最后一点说明：它的遗传性很高。如果你的母亲和姐姐睡眠都较差，而且在家庭聚会时，她们无法一直坐着不动，你就要小心了。

发作性睡病：不分场合地失去清醒

由于电视节目《宋飞正传》（*Seinfeld*）的播出，大笑引起的昏厥有时被冠以"宋飞正传综合征"的称号。用这种方式描述真实问题也未尝不可。如果一个人在大笑时，由于对肌肉失去控制而摔跤，那么他就可能患有发作性睡病。

正如前文提到的，发作性睡病指患者因丧失保持清醒的能力而日间过度嗜睡。换言之，正常的人通常从起床开始，一直到夜晚上床睡觉前都十分清醒。如果能想起大脑中不断累积的腺苷，你就算取得一大胜利了。发作性睡病患者通常会失去清醒，很快进入睡眠状态，或在清醒且有意识的状态下经历多种睡眠方式。

我们大脑深处会分泌一种名为食欲肽的化学物质，它帮助我们保持清醒，而发作性睡病患者严重缺乏食欲肽。没有食欲肽，人们就会因为无法保持清醒而出现各种不同寻常的睡眠症状。

发作性睡病主要包含以下 5 种症状：

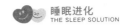
1. 日间过度嗜睡，突发性睡眠发作。所有发作性睡病患者都会感到困倦，强烈的入睡倾向是诊断该病的关键。

2. 入睡或醒来时产生幻觉，分为临睡幻觉和醒前幻觉。临睡幻觉发生于睡前，这些幻觉通常没什么危害，犹如猫走进卧室，但它们让患者难以分清现实和梦境。

3. 猝倒，与大笑或者其他强烈情绪相伴的突然性无力。稳定膝盖、上肢和肩膀的肌肉力量部分或完全消失，不一定意味着摔倒。患者和目击者常把此描述为昏厥，实则不然。昏厥是由于流入大脑的血液减少而失去意识引起的症状，所以通常伴随摔倒，但猝倒不同，出现这一症状时患者通常是清醒的。

   换句话说，患者昏厥时，往往会"失去时间"；而患者猝倒时，通常在持续数秒至数分钟的整个过程中保持着清醒的意识。这对区分猝倒和昏厥或癫痫有很大帮助，因为后者都会导致间歇性无意识。

4. 睡眠瘫痪。从 REM 睡眠阶段醒来时，患者一段时间内意识清醒但全身不能活动。

5. 夜间睡眠紊乱。你或许认为猝倒患者如此嗜睡，一定是专业睡觉选手，遗憾的是，他们在夜晚频繁醒来。

我怎样强调这些患者受到的损伤和他们的无力感都不为过，因为他们试着掌控自己的生活，却总是莫名陷入困倦。奇怪的是，患者自己通常对此浑然不知。我猜想，他们以为所有人都会边走路边想睡觉，因为他们自己就是这样的。当发作性睡病患者醒来，舒展四肢准备开始新的一天时，他们就在想什么时候可以接着睡了。

与一位发作性睡病患者交流时，我觉得有趣的是，他问我："还记得小时候和自己的父亲一起去五金店的场景吗？你脑子里只想赶紧从货架上拿走油漆罐，结果却在那儿爬来爬去时酣然入睡。"

他的话让我激灵起来，我看着他，客气地说："我不知道你到底在说什么。"

他以为人人都像他一样，老是犯困。虽然去 Ace 五金商店是大多数人小时候都经历过的，但是他却以为在五金店渴望睡觉的经历正如长大后与异性约会的乐趣一样寻常。

然而并不。在美国研究生入学考试（GRE）中睡着不正常；在戏剧老师指导你下一幕时，看着她身后的沙发涌起不可阻挡的睡意也不正常；一下午的训练后，整理物品的田径教练发现你在草地上呼呼大睡也不正常。这些只是我听说过的众多故事中的几个。

"这太可怕了！"一位父亲曾告诉我，他的女儿被诊断患有发作性睡病。我望着他说："不可怕，没被诊断出来才可怕。"如果没有被诊断出来，这类患者就会因为总想睡觉而逐渐完不成课业或其他重要任务，从而开始感到手足无措。发作性睡病患者往往会自卑或觉得自己愚蠢。根据我的经验，他们绝不愚蠢，反而热情且积极上进。为了

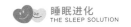
去追赶周围那些没患发作性睡病的人，他们不得不如此。

幸运的是，现在有很多药物可减轻患者的嗜睡症状，甚至可以从一开始就减少患者猝倒发作的次数。尽管其中大多数药物是兴奋剂（比如哌醋甲酯缓释片、阿德拉）或促醒的药物（比如莫达非尼、阿莫达非尼），但其中有一种叫羟丁酸钠的药物，它类似于 γ - 羟基丁酸，对治疗发作性睡病疗效显著。

不幸的是，医学界内部对这种药物的误解和恐惧阻碍着患者得到它。老实说，这正是我花时间为它发声的最主要原因。有太多的发作性睡病患者没有及时得到确诊，患者从发病到被确诊的平均时间是15 ~ 20 年。因此，一旦确诊，就应向患者提供有效的药物治疗。决定哪种药物适合是患者的任务，而非医生的，医学界的家长制作风应得到终结。

如今，有近 85 种公认的睡眠障碍，本书无法一一详细解释，以下是一些需要了解的匪夷所思但真实存在的睡眠紊乱。

磨牙、梦话、梦游……你有这些睡眠问题吗？

大脑在睡眠期间常常让身体陷入麻痹，这是好事。当我在梦中试图击退一群吼叫的猴子时，大脑认为首先应该让运动神经停止工作，很好，否则我妻子的鼻子很有可能受到肘击。

出现 REM 行为紊乱时，大脑从来不发出让身体麻痹的信号。结果，患者可以随意移动，表现出梦中的行为。

这种睡眠紊乱与帕金森病有一定关系。事实上，很多时候这都是帕金森病的一种先兆。我讲这个不是为了吓唬你，只是你应该知道，如果祖父突然开始重现战争中的片段，请不要小看这些信号。

磨牙症是睡眠诊所里常见的疾病。有趣的是，它通常不是发生于睡眠期间，而是发生在睡眠和清醒间的过渡阶段。还记得你认真阅读过的睡眠呼吸暂停患者的睡眠研究吗？他为喘气而醒来的那些阶段就是磨牙的高峰期。

大多数牙医用咬合板（在臼齿和其他牙齿之间人为设置的屏障）来治疗磨牙症，偶尔使用药物治疗。查明患者在夜间醒来的根本原因后再采取治疗，通常就会减少或根除磨牙行为。

梦呓、梦游症、睡吃症、睡眠性行为等统称为异态睡眠，这些障碍十分有意思而且非常普遍。偶尔说梦话也许不是什么大事，也不会对睡眠构成障碍，但如果每晚大声骂脏话以至于让另一半受惊，这可能就需要重视了。

通常，出现这些异态睡眠是由于患者直接从深度睡眠中醒来，这主要是因为他们服用了安眠药，尤其是安必恩。服用安必恩后在夜晚胡闹的事有据可查，我听说过有些患者会和配偶裸体胡来，或在网上和朋友谈论一些不合时宜的恐怖话题，或醒来吃热巧克力和生土豆条。

最近，睡眠驾驶问题引起了很多人的关注，这确实应该被重视。人们在几近睡眠的情况下开车，对自己此后的所作所为没有一点儿印象。我知道的第一个睡眠驾驶的案例的主人公是一个大学生，她从自己的寝室走出来，只穿了件紧身短裤和运动背心，然后开始开车。一

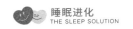
段时间后，她感觉有点儿迷糊，于是她把车停到路边，给距自己 5 小时车程的父亲打电话："爸爸，你能过来接我吗？"

"甜心，我得花几个小时才能赶到你那儿，发生了什么？现在是凌晨 3：00……你在哪里？"

"噢，没什么，就当我什么都没说。"她挂断了电话。幸运的是，警察很快就找到了她，并把她安全送回了学校。但她完全不记得当天发生了什么事，就在同一周的几天后，几乎同样的剧情又再次上演了。

除提防安眠药和酒精外，对于避免此类行为我没有更好的建议。此外，你需要与睡眠专家一起解决这个问题。这些异常行为背后的深层原因可能难以查明，且通常需要睡眠研究的协助。如果最终你需要参与睡眠研究，那也不是什么大事，本书的最后一章会教你如何为此做好充分准备。

很好，你已经在思考这些睡眠问题了。如果你想知道自己是否具有以上症状，该做什么呢？参与一次睡眠研究吧！这很有趣，借此机会，你还可以得到记录自己在床上古怪行为的模糊视频。你应该如何进行睡眠研究？又能从中得到什么？终点近在咫尺！

第 16 章
一起做个睡眠测试吧

　　睡眠研究很可怕，比链球菌检查之前的扁桃体化验样本还让人毛骨悚然，不过没结肠镜检查那样令人难受。睡眠研究的目的是让睡眠专家监测患者睡眠的各个方面，包括呼吸、脑部运动和肌肉活动，通过这种方式找到患者的问题根源。

　　睡眠研究是医生用来帮助你解决问题的有力工具，但这种工具本身具有局限性，而且某些时候是没有必要的或无益的。

　　记住，如果一个人平均每晚睡 7 小时，那么他到了 30 岁的时候，大约就有 76 650 个小时的睡眠时间了。因此，关于他的一个晚上的睡眠研究仅占所有睡眠时长的 0.009%，这个比例很小。不过如果选择得当，一个晚上的睡眠样本就会成为解决个人睡眠问题的关键。

　　很多人对睡眠研究怀有恐惧心理，因为整个研究流程似乎有些奇怪。大多数睡眠中心的房间是无菌环境，就像幻想中被外星人绑架的宇宙飞船一样。由于越来越多的睡眠中心开始注重患者的舒适度，整体设置也比较高端。有时，睡眠研究甚至可以在患者家中进行。

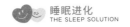

了解睡眠情况，你要学会阅读睡眠研究图

睡眠研究涉及什么呢？很简单，就是胶水，因为睡眠研究后，你就要用力清洗头发上和耳后的少量胶水。如果我没有预先告诉患者胶水的事情，他回来取结果时一定会抱怨。

胶水十分重要，它能让一些细小的导线与患者紧密贴合。这些导线可以测量大脑或肌肉释放的微小电脉冲，加上患者的呼吸、心率、血氧含量，共同组成了睡眠研究或多导睡眠图。

睡眠研究将这些要素整合成个体睡眠的持续图像。研究的基本要素就是睡眠或睡眠的各个阶段。还记得睡眠可以分为三个阶段吗？REM 睡眠、浅睡眠和深度睡眠。通过下图，我们可以生动地看到夜间睡眠的各个阶段，多酷啊！

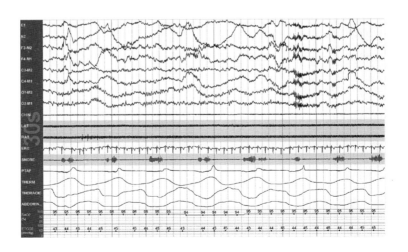

图 16.1　多导睡眠图

　　我知道你要问，怎样区分不同的睡眠阶段呢？很简单，只要注意观察眼动图（EOG）、脑电图（EEG）和肌肉活动图（EMG），我们就可以立即确定睡眠的不同阶段。

　　多导睡眠图展示了许多弯弯曲曲的线条，你看到的到底是什么呢？是测谎仪的测试结果吗？很接近，但不是，这是睡眠研究的屏幕截图，所有线条都是粘贴在患者身上的导线输出的信息。下面就是分别监测出的信息。

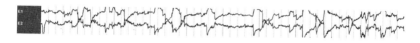

图 16.2　眼动图（EOG）

　　这张取自睡眠研究的图分别显示了左右眼（LOC 和 ROC）的运动情况。由于电极放置在脸上，看起来眼睛好像在向不同方向转动，实则不然。清醒时眼球快速转动，而睡着时眼球很少转动。猜猜REM 睡眠阶段时眼球是怎样运动的，答案是快速转动。在深度睡眠阶段，眼球几乎不动。现在我们已经开始区分睡眠的各个阶段了。

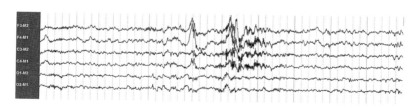

图 16.3　脑电图（EEG）

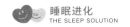

睡眠研究的核心在于测量脑电波活动。参考不同睡眠阶段以及与自身状态不同的案例。一些电波波动大，一些则波动小；一些速度快，另一些则很慢。处于清醒状态的人，正如图中所示，脑电波陡升陡降，且持续时间很短。睡眠研究通常研究的是患者两次清醒之间的时段。此外，患者在睡眠研究期间也会醒来，有时醒来的次数还很频繁，试图发现频繁清醒的原因也是研究的目的。识别出图中的清醒状态是看懂睡眠研究图的关键。

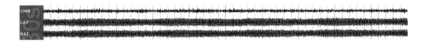

图 16.4　肌肉活动图（EMG）

我们一般从三个部位监测肌肉活动：下巴、左腿（LAT 代表左胫前肌，此处肌肉控制抬脚动作，通常是被监测的对象）和右腿（RAT）。人体肌肉的紧张度在清醒时较高，在浅睡眠阶段和 REM 睡眠阶段时较低，在做梦时则消失。

综合以上三组测量结果，我们就可以清楚地看到被监测者处于哪个睡眠阶段。

更简单地区分不同的睡眠阶段的方法是什么呢？其实，只需观察多导睡眠图就可以。接下来，让我们一起做一个测试！

表 16.1　通过眼球运动、脑电波、肌肉活动，监测睡眠阶段

	觉醒	浅睡眠 (N1 和 N2 阶段)	深度睡眠 (N3 阶段)	REM 睡眠
眼球运动 (EOG)	转动频繁，并伴随多次眨眼	频率降低……缓慢转动	无运动	眼球快速运动（因此得名 REM）
脑电波 (EEG)	速度快且波动较小	速度稍慢，波动变大	速度非常缓慢而且波动很大	速度快且波动较小，类似觉醒状态
肌肉活动 (EMG)	频繁	减少	很少	无

虚拟睡眠医生实验

"医生，我们需要你帮忙解释一下这份睡眠研究图。这个案例十分复杂，患者生命垂危。你能告诉我们他现在处于哪个睡眠阶段吗？"

1. 注意所有的眼球运动；

2. 注意脑电波的急促；

3. 注意肌肉的紧张度；

4. 做出你的预测！

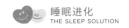
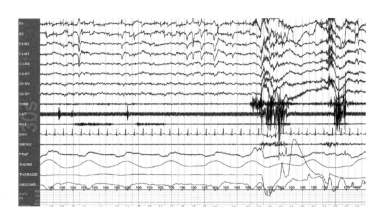

图 16.5　睡眠研究图

你的猜测是：患者处于清醒状态。

我知道你的猜测是正确的，因为做记录时，我问患者："出什么事了？"他说："没什么。"其实我真的不在意这位患者出了什么事，我在意的是他是否清醒。请看第一份脑电图。他的双眼转动频繁，并且肌肉紧张度很高。同时，注意下方的"气流""胸部运动"和"腹部运动"波段，看他的呼吸是多么平缓：吸气、呼气、吸气、呼气……

近距离观察你的睡眠三阶段

正如我们在第 4 章了解的，浅睡眠是整晚睡眠的基础，约占50%。那么，我们应该如何识别浅睡眠呢？

请看示例睡眠研究。注意前 8 条线的起伏是相对比较缓和的，它们分别记录了眼球运动和脑电波活动，浅睡的特点是脑电波和眼球运

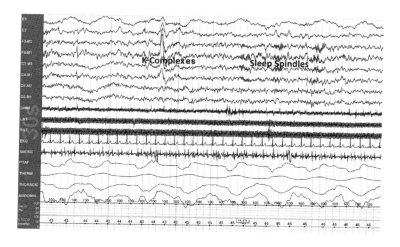

图 16.6　浅睡眠案例图

动的波段振幅较小。如果你还能回想起第 4 章，那你应该记得浅睡分为 N1 和 N2 两个阶段。观察睡眠纺锤波和 K-复合波可以区分这两个阶段，因为两者都是 N2 睡眠阶段的特征。所以，只有从 N1 阶段过渡到 N2 阶段才会出现这两种电波。在我们开始识别深度睡眠之前，请看看标注"打鼾"的波段，你有观察到打鼾是间歇性的吗？请注意打鼾与呼吸波段上下浮动的关系。

　　现在让我们来识别深度睡眠。深度睡眠，也叫 N3 睡眠，指真正让我们第二天精充沛的睡眠。将这个案例图与上面浅睡眠的睡眠研究图进行对比。首先观察 6 条脑电波线，注意这些脑电波的波段比浅睡眠的要高得多且宽得多。然后再根据气流强弱、胸部运动幅度、腹部运动幅度观察呼吸情况，注意到呼吸是多么均匀吗？在 N3 睡眠阶段，大脑进行思考的部位处于最放松的状态，由较低级的部位操纵局面。

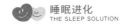

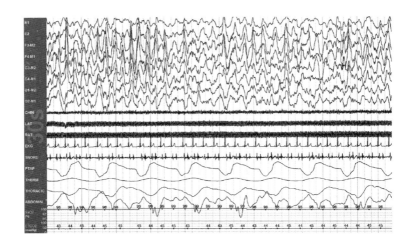

图 16.7　深度睡眠案例图

最后，我们一起看一下 REM 睡眠阶段。在本例中，你会明白"快速眼动"（REM）名字的由来。

请看前两条代表眼睛运动的波段（"E1"和"E2"），这是表示我们做梦时眼睛转动的波段，眼睛逃离肌肉麻痹的情况通常就位于这个阶段。观察肌肉活动的三条平直波段（"下巴""RAT"和"LAT"），可清晰地看到影响身体其他部位的麻木现象。

这些案例只是管中窥豹，帮助你了解睡眠医生是怎样处理睡眠研究的。没有恐怖的照片或针管，没有可怕的肛门探测器，也没有其他凶险的设备，只有一些导线、胶水和一架摄像机。

大多数睡眠研究从晚上 8：00 开始。有的睡眠中心位于医院，有的则位于偏远地区。你在睡眠中心睡得越舒服，研究结果就越准确。

无论地址在哪里，你都要准备好睡衣和牙刷。技术人员陪你进入

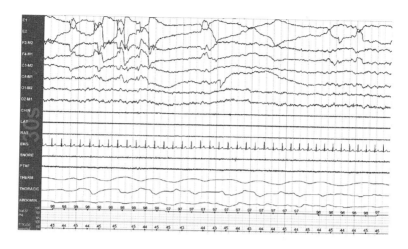

图 16.8 REM 睡眠案例图

私密房间，他们会收拾妥当，让你感觉舒适。

当你穿好睡衣准备睡觉时，技术人员会来帮你做好研究准备，基本上就是用胶布或胶水把一些导线粘在你身体的不同部位。一旦准备好了，你就可以随心所欲地在床上活动，甚至去洗漱间也很方便。粘在你身上的导线大多数都会插入床旁边的小盒子里，如果你想起床，技术人员就会拔下床旁边的盒子。

放轻松，不要担心，你不会被绑在床上的。最后，不管什么时候，只要你有什么需要，大声叫技术人员就可以了。记住，技术人员监测着你各方面的夜晚表现，包括脑部活动，所以很有可能在你求助之前他们就已经知道了。

如果你准备睡觉了，那就熄灯睡觉吧，不要担心，即使你睡得不好也不会影响问题的诊断。你甚至不必睡得很香，几个小时的睡眠就

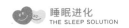

足够了。如果你担心在研究过程中睡不着，可以在前一晚熬夜，这样研究当天你就会感到困倦，这是一个小技巧。

进行睡眠研究时，你可以在床上任意移动，以任何你觉得舒服的姿势睡觉。你可以携带家里的枕头、毯子或其他让你感觉舒适的东西。不要担心睡着时导线会脱落，技术人员已经做好充分准备，如有必要，他们会立即前来解决问题。

次日早晨，你可以在任何时间醒来，并自由离开。离开前，技术人员会帮助你拿掉身体上的导线，清除粘在皮肤上面的胶状物。对很多患者而言，除掉头皮上的胶水是整个研究中唯一困扰他们的事！

如何在家就能检查睡眠？

家庭睡眠测试（home sleep testing，简称 HST）是最近几年出现的趋势，它利用便携式设备让睡眠医生观测你在自己床上的睡眠情况。虽然在自己的床上睡觉很舒心，但家庭睡眠测试有其缺点和局限。理解实验室睡眠研究和家庭睡眠测试的差异并选择适当的测试方式，对找到睡眠问题的根源至关重要。

那么，什么是家庭睡眠测试呢？基本上，它就是通过患者在自己卧室穿戴一种简单的设备进行睡眠研究的方式。没有医生和技术人员，只有患者自己和几根导线！

目前家庭睡眠测试最常用的设备主要检测以下 5 种生物信息：

1. 气流或气压；

2. 呼吸情况；

3. 血氧饱和度；

4. 脉搏；

5. 打鼾情况。

尽管这一连串的信息令人目眩，但你有没有注意到少了什么信息？还记得为了确定个体是否睡着及其睡眠阶段还需要什么数据吗？可家庭睡眠测试没有记录任何一种与此相关的数据！换言之，家庭睡眠测试的研究对象不是睡眠！考虑到这一点，许多睡眠医生十分厌恶"家庭睡眠研究"这个词，因为在很大程度上这一方式的研究结果并不准确。

想一想，HST 没有记录患者的睡眠状况，它实际上只是家庭呼吸研究，而且只能解答"患者是否呼吸了""患者是否打鼾""患者的心脏是否跳动"这些问题。实际上，不用通过 HST，患者在我的候诊室阅读《滚石》杂志前，我就可以弄清其中两个问题。

对此谁在意呢？这是在揪细节和玩文字游戏吗？不完全是。就像要想判定一个人是否患有睡眠呼吸暂停综合征，我们需要知道他晚上的睡眠时长，这样才可以应用睡眠呼吸暂停方程式：呼吸问题数量 ÷ 睡眠时间 = 每小时睡眠的呼吸问题数量。

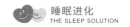
现在你明白为什么家庭睡眠测试存在很大的问题了吧。这种测试监测的不是睡眠,所以通过分析家庭睡眠测试的数据,医生无法断定患者是否真的睡着了。

测试时间根据睡眠时间或患者穿戴设备的时长来定。如果患者快速入睡,直到测试结束都没有醒来,这很好,不过这毕竟是少数情况,尤其是针对睡眠呼吸暂停综合征患者而言。最终的结果是,患者在研究中醒来的次数越多,这种设备低估患者睡眠呼吸暂停综合征严重性的可能性就越高,因患者清醒时不会产生呼吸障碍,觉醒时间和正常呼吸时间都会被列为正常呼吸睡眠时间。

这种测试方式存在的问题不限于此,它还可能受到人为操控。假设你是一名卡车司机,你知道睡眠障碍很可能会使你的商用驾驶执照被吊销,那么当医生给你家庭睡眠测试仪器时,你会认为让妻子戴上以确保记录正常似乎是个不错的主意。相信我,这类事情发生过。

家庭睡眠测试有自己的用途。对一些明显患有睡眠呼吸暂停综合征的人而言,这种方式可以为他们节约很大一笔成本。以下患者适用:

1. 可能患有睡眠呼吸暂停综合征或呼吸障碍的患者。

2. 由于没有上保险,或因为健康原因,或社会原因无法轻易离开家完成正常睡眠研究的患者,或因为其他原因不能整晚离开家的群体。

家庭睡眠测试最大的问题是保险公司的授权使用方式。如果你极大可能患有睡眠呼吸暂停综合征，不妨试试这个测试。如果你是一名 22 岁的女性，不打鼾，多年来总是感觉困倦，会"表演出"自己的梦境，请告诉保险公司你需要参加住院睡眠研究。家庭睡眠测试只是帮助患者修复睡眠的工具，作用如同前列腺检查。

关于睡眠研究的最后一点声明：如果研究已经完成，你可以坐下来与医生一起回顾。你的保险公司或许已经为你支付了 2 000 美元，所以让了解睡眠的人向你解释测试结果是你的权利。如果你的初级保健医生对睡眠有所研究而且为你的睡眠研究考虑周全，那就更好了。尽管如此，你仍有让医生为你详细分析研究结果的权利。

看，睡眠研究没什么可怕的。此外，在阅读本章后，你要准备好与睡眠专家坐下来回顾你的睡眠研究。

谈到与睡眠专家交流，许多患者对我说，他们之前已经做过睡眠研究了，但从来没机会和睡眠专家探讨研究，甚至没机会拿到研究结果。许多患者声称有人告诉他们，研究"结果待定"或"结果正常"，之后就没有下文了。

每份睡眠研究提供的信息都大有用处。坚持回顾研究结果，对弄清楚并解决你的睡眠问题至关重要。记住，拿到这份研究结果应该成为你睡眠障碍治疗过程的里程碑，是你与睡眠专家交流的开始，而不是结束。

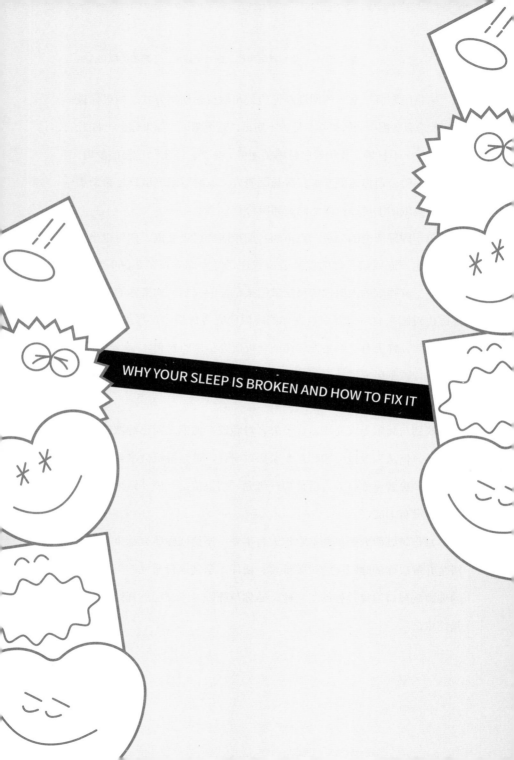

WHY YOUR SLEEP IS BROKEN AND HOW TO FIX IT

帮助我们拥抱夜晚的
7 个小窍门

1. 挑选适合适当尺寸的超厚窗帘，当然，最理想的情况是使用遮光百叶窗。

2. 移除卧室里的所有屏幕，包括笔记本电脑、智能手机和电视。

3. 给自己购置一个老式闹钟。

4. 确保所有落地窗帘在夜间都遮光，并且能完全拉上。不然光线完全可以从房子的其他缝隙轻松钻入卧室。

5. 把充电器放在其他房间，千万不要把手机带到卧室。

6. 给自己购买一副琥珀色眼镜，最大程度地削弱蓝光。

7. 在夜晚使用红色夜灯。

帮助我们拥抱清晨的
7 个小妙招

1. 在花园里或是坐在窗边享受你的早茶或咖啡。

2. 自己步行去购买报纸，而不要让人把它送上门。

3. 如果你一定得在早上开车，那么请在离目的地有 10 分钟步行距离的地点下车，步行走完剩余的路程。

4. 从距离目的地 1.5 千米的地点下车，步行走完剩余距离。

5. 如果在早晨外出购物，尽量在远离超市入口的地方停车。

6. 可以考虑养一只狗，每天早晨牵着狗外出散步。

7. 可以尝试在上午通过外出散步放松。

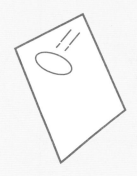

管理睡前过渡时间的
7 个小窍门

1. 在上床之前不要观看新闻、刺激惊悚的电影或其他任何类似影响睡前休息的东西。

2. 不要讨论财务或其他造成紧张气氛的家庭事务。

3. 把上床之前不查看工作邮件作为一个硬性规则。

4. 在傍晚专注于瑜伽或轻度拉伸等轻松的运动。

5. 尝试"3—4—5"呼吸法，以摆脱白天带来的压力。

6. 在上床之前进行冥想有助于我们净化思绪。

7. 在上床之前撰写感恩日记。

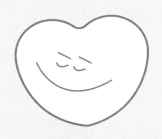

·· 改善睡眠的 15 个小贴士 ··

1. 早晨在户外放松自我。

2. 严格遵守"午后不再喝咖啡"的规定。

3. 养成睡前"90 分钟无电子设备"的新习惯。

4. 设置上床闹钟，提醒你到了上床睡觉的时间。

5. 在卧室里安装一套有遮光功能的百叶窗。

6. 搬走卧室里的所有电子屏幕。

7. 可以尝试开着卧室里的窗户睡觉。理想的睡眠温度约为 17℃或
   65℉。

8. 尽早完成每日三餐，如果可能的话，傍晚 7 点后不再进餐。

9. 白天早起运动。

10. 白天尽早进行各种社交联系。

11. 使用红灯作为夜间照明。

12. 购买琥珀色眼镜，过滤电子屏幕的蓝光。

13. 不要将手机作为你的提醒闹钟。

14. 给电子设备安装屏幕亮度自动调节程序，或开启"夜间模式"。

15. 避免在睡前三小时进行剧烈运动。

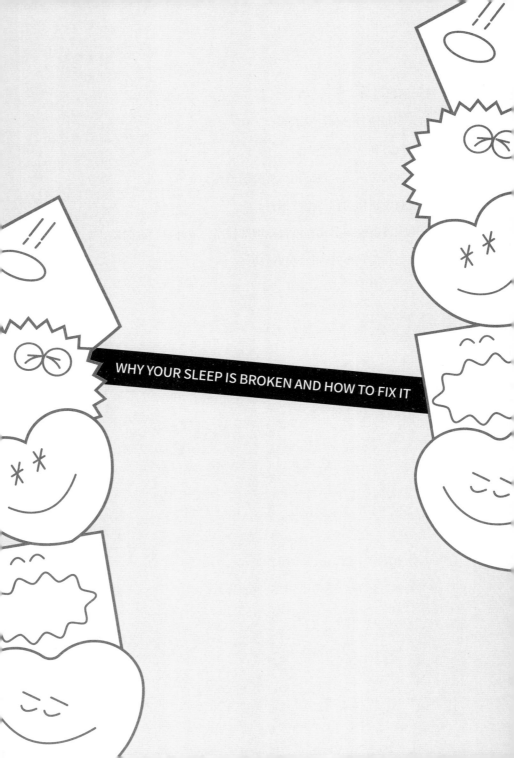

WHY YOUR SLEEP IS BROKEN AND HOW TO FIX IT

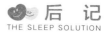
重塑睡眠认知，定制专属睡眠解决方案

这本书是内容全面的睡眠课题参考书吗？不，不是，而且也不应该是。如果你需要的是这样的书，有很多其他书可供你选择。如果你希望详细了解睡眠障碍而不是直接从维基百科上搜索，不妨读读比尔·德门特（Bill Dement）写的《睡眠的承诺》（*The Promise of Sleep*）。

本书的内容不限于此，我希望它能帮助你塑造睡眠的宏观视图以使你更好地查明自己的睡眠问题，然后解决。

开始写这本书时，我正在哈茨费尔德机场（Hartsfield Airport）等待转机回到我的家乡夏洛茨维尔（Charlottesville）。写书起始于我在诊所里与患者谈话的记录，我将这些记录视为解释说明与实用技能的一种存档方式。本书所举的案例和类比来自多年来我对其他医生的观察，以及在门诊部诊疗患者的亲身经历。

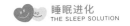

正确看待一个人的睡眠很难，而解决睡眠问题一样困难。这就好比从自己后背中间拿掉一根头发。首先，你很难看到那里是否有头发。你可能需要手里拿着一面镜子，然后眼睛盯着另一面镜子，这是非常困难的。其次，即使确定有头发在那里，自己拿掉的可能性也几乎为零。而本书是一本个性化的睡眠自助指南，旨在帮助你重塑睡眠认知，根据自己的情况定制专属睡眠解决方案。

亲爱的读者，我还有最后一点要强调，本书的第一位编辑对此书的评论让我产生了这个念头。在书中，我详细说明了失眠症的相关知识，但那位编辑评论道："这些话对那些严重受失眠困扰的患者有用吗？这可不是路边偶然经过的障碍物。"我当时感觉十分挫败，难道我写的内容让这位编辑觉得重度失眠和偶尔失眠没有什么不同吗？难道她完全没理解我整个关于失眠思维模式的观点吗？多年来，我接诊了成千上万名患者，经过不断地思考和反思，最终我得出：实现良好的睡眠需要时间。

如果你有点儿超重，身材走样，要想塑造发达的肌肉就需要一段时间；学习常用意大利语也需要时间。罗马城也不是一日建成的，恐怕睡眠也是这样。如果你读完本书后，获得了人生中的最佳睡眠，那这就是最令我激动的事了。如果没有，那么请花一些时间消化这些内容，尝试我给出的建议。你或许需要时间发现自己睡眠问题的根源所在，然后在本书中找到对应的解决方案。

你能睡个好觉，这就是我的愿望。

致　谢

THE SLEEP SOLUTION

在成为睡眠医生的道路上，我有幸师从三位杰出的医生并和他们共事。因此，我想借此机会感谢这些可敬的人。

保罗·苏拉特（Paul Suratt）是弗吉尼亚大学前睡眠中心主任，也是我的良师益友。我读本科时，他带领我第一次接触睡眠领域，并向我展示了这个领域的奇妙之处。你能看到这本书，多亏了他。谢谢你，保罗。在埃默里大学念医学专业时，保罗把我引荐给了唐·布里怀兹（Don Bliwise），他负责运营埃默里大学的睡眠中心。如果说保罗为我激起了火花，那唐就是在我心中点燃了熊熊烈火。没有比唐更和蔼可亲的人了，自那时起，他一直竭尽全力地帮助我。他从不吝啬自己的时间，并深受大家的尊敬。谢谢你，唐。

巴德·沃恩（Bard Vaughn）是北卡罗来纳大学教堂山分校睡眠中心的负责人，我和他一起做了一些睡眠医学研究。他教给我成为一名睡眠中心主任的具体做法。

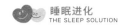
此外，我还想感谢坎帕（Campa），感谢他在多年前邀请我加入他的诊所，并在退休后把诊所委托给我。我还想感谢诊所里的每一位同事：佩里（Perri）、杰尼（Geni）、贝特西（Betsy）、莎伦（Sharon）和约翰娜（Johanna），你们让我的工作生活充满乐趣。在这里，我想特别感谢塔米，你是如此可靠，让我忙碌的生活变得井然有序，你真是一位杰出的助手，任何试图把你从我这里挖走的人都将会发现自己宛如置身于《好家伙》（*Goodfellas*）的场景中。

感谢杰夫（Jeff）指导这本书最终定稿。这本书一直是个存在于我想象中的陌生朋友，它存在我的电脑里，除了我自己时不时翻阅，没有别人看到。是你，赋予了它生命。

感谢克莱尔·宰恩（Claire Zion）及企鹅出版社的伙伴们。从我们在纽约见面起，你们就开始支持这本书。为了感谢你们的冒险行为，我将永远为你们提供免费的睡眠咨询。

谢谢你，大卫·鲍伊（David Bowie）。我梦想有一天你会突然打电话给我，向我倾诉你在太空遨游时那让你不安的梦境，而我会帮助你解决它。遗憾的是，这不会发生了，我爱你的音乐。

最重要的是，我要感谢家人的大力支持。梅芙（Maeve）、蒂斯（Tyce）、卡姆（Cam），你们不仅是世界上最好的睡眠者，而且是非常棒的年轻人。对于我的妻子埃姆斯，她一直问我："你打算什么时候让这本书和读者见面？"现在，我把这本书献给你。

中　资　海　派　图　书

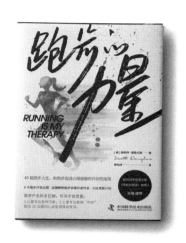

《跑步的力量》

[美] 斯科特·道格拉斯　著

李昀烨　译

定价：69.80 元

不管你是想跑步的人，还是爱跑步的人
都能从中获得战胜强风的坚定和勇气

　　《跑步的力量》将帮助你了解跑步，也深入地了解自己。也许你曾经历过自我怀疑和抑郁，本书将帮助你理解跑步如何帮助你度过艰难的日子。

　　40 年跑龄的跑步专栏作家斯科特·道格拉斯汇集了运动与脑科学专家的建议、对各行各业职业及业余跑者的采访、从超过 16 万公里的跑量中积累的个人经验，以及越来越多的科学研究成果，证明了跑步独有的治愈力量，不再由经验丰富的跑者独享：

- 拥有更好的体态和更强的心肺功能，培养更健康、更年轻的大脑；
- 结合药物和心理疗法，有效管理情绪，排除杂念，重获自在生活；
- 学会制定可实现、有意义的长期计划，从容应对运动伤痛与恢复期。

　　8 大跑步疗愈主题 x 全面解析跑步训练饮食作息 x 小白周跑计划，你向前奔跑的每一步都是在为生命储蓄健康和能量。

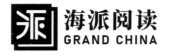

READING
YOUR LIFE

人与知识的美好链接

20 年来，中资海派陪伴数百万读者在阅读中收获更好的事业、更多的财富、更美满的生活和更和谐的人际关系，拓展读者的视界，见证读者的成长和进步。

现在，我们可以通过电子书（微信读书、掌阅、今日头条、得到、当当云阅读、Kindle 等平台），有声书（喜马拉雅等平台），视频解读和线上线下读书会等更多方式，满足不同场景的读者体验。

关注微信公众号"**海派阅读**"，随时了解更多更全的图书及活动资讯，获取更多优惠惊喜。你还可以将阅读需求和建议告诉我们，认识更多志同道合的书友。让派酱陪伴读者们一起成长。

✸ 微信搜一搜　　🔍 海派阅读

了解更多图书资讯，请扫描封底下方二维码，加入"中资书院"。

也可以通过以下方式与我们取得联系：

📖 采购热线：18926056206 / 18926056062　　📞 服务热线：0755-25970306

✉ 投稿请至：szmiss@126.com　　◎ 新浪微博：中资海派图书

更 多 精 彩 请 访 问 中 资 海 派 官 网　　www.hpbook.com.cn ▷